Adultos ÍNDIGO

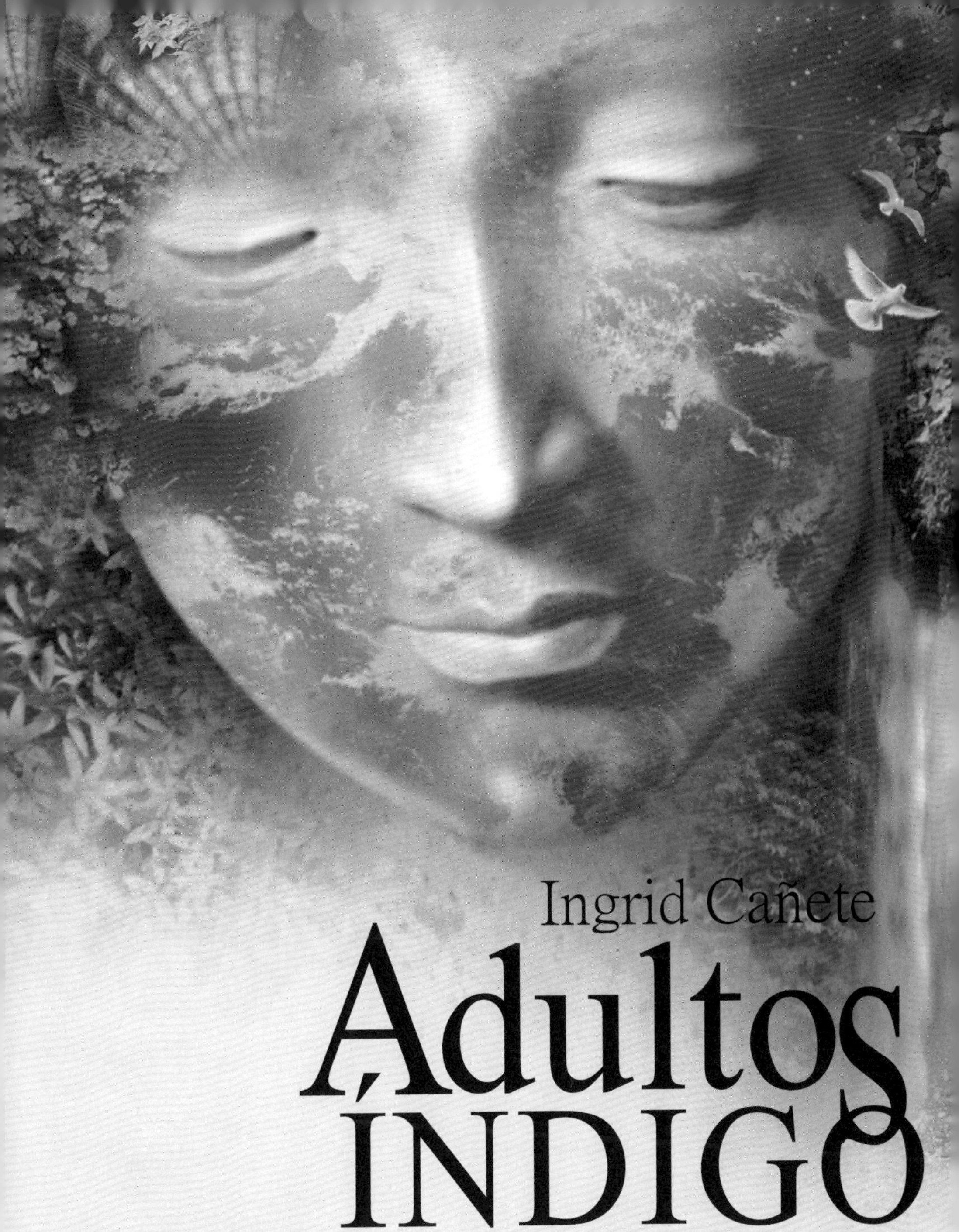

Ingrid Cañete

Adultos ÍNDIGO

BesouroLux
EDIÇÕES
7ª edição / Porto Alegre-RS / 2021

Capa e projeto gráfico: Marco Cena
Revisão: Viviane Borba Barbosa
Produção editorial: Bruna Dali e Maitê Cena
Assessoramento gráfico: André Luis Alt

Dados Internacionais de Catalogação na Publicação (CIP)

C221a Cañete, Ingrid
Adultos Índigo. / Ingrid Cañete. – 7ª. ed. – Porto Alegre: BesouroLux, 2021.
256 p.; 16 x 23 cm

ISBN: 978-85-99275-64-1

1. Psicologia. 2. Evolução humana e humanidade.
3. Adultos índigos. I. Título.

CDU 159.922

Bibliotecária responsável Kátia Rosi Possobon CRB10/1782

7ª edição

Edições BesouroBox Ltda.
Rua Brito Peixoto, 224 - CEP: 91030-400
Passo D'Areia - Porto Alegre - RS
Fone: (51) 3337.5620
www.besourobox.com.br

Impresso no Brasil
Setembro de 2021

Combatiente

(Maná) Composição: Fher Olvera / Alex González

Desde crió me conducían el soñar
Todo era imposición
Desde niño controlaban lo que iba a pensar
Mataban la ilusión
Lo que no mata me fortalece hoy
Ser combatiente
Me fortalece hoy por hoy
Por hoy…

Y nunca quise ser igual
Nunca me latió ser del rebaño
Pensar tan diferente hoy
Hoy me tiene vivo combatiente
Soy combatiente
Nadie me va a parar
Soy combatiente
Nada me va a parar
Soy combatiente
Sobreviviente yo..
Lo que no me mato
Me fortaleció

Somos en serie fabricados
Como unos clones programados
Siempre imponiendo que pensar
Que joder que amar que pensar que pisotear

Soy combatiente nadie
Me va a parar
Soy combatiente
Nada me va a parar
Soy combatiente
Sobreviviente yo
Lo que no me mató me fortaleció

Submisión es lo que nos mata
La imposición,
lo que nos va a matar
Mejor es respetar
Al prójimo amar
Y ser un combatiente
Soy combatiente
Nadie me va a parar
Soy combatiente nada me va a parar

Soy combatiente
Sobreviviente yo
Lo que no me mato me fortaleció (X2)

SUMÁRIO

AGRADECIMENTOS

Eu agradeço a Deus pela graça desta vida, pela bênção de Sua Luz, que me faz estar aqui e persistir.

É sem dúvida graças à Ele que insisto em continuar a viver e a caminhar como uma guerreira, uma combatente, em nome do amor e da verdade.

Agradeço a Ele por jamais permitir que eu desista, sob quaisquer circunstâncias, de acreditar na justiça e de mirar o sol, as estrelas, o mais alto dos céus. Sou uma humilde trabalhadora da Luz que se coloca à disposição da humanidade e deste planeta para ajudar a criar uma nova realidade mais fraterna, mais amorosa, menos física e mais espiritual.

Agradeço muito a todos que me ajudaram a vencer cada obstáculo ao longo da caminhada terrestre.

Agradeço de coração ao Jorge, meu marido e companheiro, meu amor e meu melhor amigo, nesta viagem que é a vida. És, sem dúvida, um mestre para mim e um apoiador incondicional de todos os meus projetos e sonhos. Bendita é a Luz que promoveu nosso encontro.

Agradeço à minha família de sangue e também à minha família de alma por terem me recebido e me amparado sempre, mesmo quando eu achei que estava só e abandonada, mesmo quando eu supus que as ilusões do tempo linear e da dualidade eram a única realidade existente. Agradeço aos amigos pessoais e virtuais, aos anjos humanos e aos anjos espirituais por me guiarem sempre pelo caminho do Bem, do Amor e da Luz. Gratidão eterna aos amigos e guias Amenon e Arcanjo Miguel.

Agradeço à Vânia Abatte, por seu amor incondicional, pela paz que transmite, pelas trocas tão ricas e por sempre me apoiar e refletir tanta luz. Obrigada por ser um exemplo de Índigo que assume suas potencialidades e as coloca em prática pelo bem dos seus semelhantes. Seu trabalho com a Bioeletrografia e todas as suas pesquisas certamente já beneficiaram e, ainda beneficiarão, muitas pessoas. Agradeço à Ana Cristina Mariante, por sua amizade, por compartilhar tantos conhecimentos e experiências, por me ajudar a ativar meus potenciais por meio dessa magnífica técnica chamada EMF e por compreender tudo o que, muitas vezes, parece incompreensível e incomunicável. Fico muito grata por ter assim ajudado a que eu me sentisse um pouco mais terrena e mais acompanhada. E agradeço também a leitura que fizeste deste livro-filho, logo após seu nascimento, e o teu parecer sincero e preciso envolto em tanto amor.

Agradeço à Margrethe Skou Larsen, por ter lido este livro e ter sido tão objetiva e clara em seu *feedback*. Obrigada por suas observações e correções, pelo valioso estímulo dado ao me oferecer tua opinião à luz de tuas ricas experiências pessoais, como Adulto Índigo, embalada pela Pedagogia Waldorf e pela Euritmia.

Agradeço à Maria Cristina Monteiro de Barros, por ter lido o rascunho deste livro e por ter colaborado com sua opinião sincera e transpessoal.

Agradeço à Ana Laura Guimarães, por enriquecer este livro com sua experiência, sensibilidade e conhecimentos transmitidos mediante orientações preciosas sobre a alimentação dos Índigos. Agradeço à Cláudia Fetter e ao Dr. Jorge Raff, por colaborarem com sua experiência e comentários; e ao Thiago Berto, ao Rodolfo Dhein e ao Marciano Schaffer, por colaborarem com sua experiência pessoal e por meio da empresa que tão amorosamente criaram.

Agradeço a todos os que colaboraram com seus depoimentos pessoais e que contribuíram assim para agregar toda força, energia e amor que tornam este livro um ser vivo de coração pulsante!

Um livro é sempre resultado de uma gestação e de um parto. Para gerar este filho, foi preciso que tivéssemos condições apropriadas de vida e de espírito, de tranquilidade em nosso lar terreno e de organização mínima das necessidades básicas para que a inspiração brotasse e fluísse naturalmente. Por isso, agradeço muito à Eliane Ferreira da Silva, por ser um verdadeiro anjo da guarda para mim.

Agradeço à Banda Maná e, especialmente, ao seu líder, Fher Olvera, por serem representantes indubitáveis desta geração Índigo ou "Y". Obrigada por vocês serem a mais perfeita tradução dessa frequência vibratória, desse nível de consciência e da forma de ser e estar aqui na Terra como pioneiros, realizando a difícil missão de romper fronteiras, de quebrar paradigmas, de questionar regras e padrões estabelecidos e de ter a coragem e a determinação de, "apesar dos outros", aceitar amorosamente sua "condenação" a prosseguir sempre... Todas as músicas e melodias que vocês criaram são maravilhosas, transcendentais e transmutadoras. Eu sou grata, de modo especial, pela música *Combatiente*, que considero um "hino dos Índigos" e que, por isso mesmo, tomei emprestada para abrir este livro.

E, que haja Luz...

Ingrid Cañete

Introdução

Desde que publiquei o livro *Crianças Índigo – a evolução do ser humano*, em outubro de 2005, já se passaram alguns anos e, nesse período, recebi muitas mensagens de agradecimentos, cheias de emoção, contando sobre a experiência de ter lido esse livro. Quase 100% dos adultos que me escreveram são pais que descobriram seus filhos como sendo crianças realmente diferentes, Índigos ou Cristais, se quisermos usar as identificações aceitas internacionalmente.

Esses adultos manifestaram as suas sensações, sentimentos e alívio ao descobrirem que seus filhos não são, por assim dizer, crianças problema ou, simplesmente, seres esquisitos fadados a tomarem medicação, a repetirem as séries na escola, a trocarem de escola inúmeras vezes e a serem discriminados e maltratados socialmente.

Além disso, chamou-me a atenção o que muitos desses adultos me perguntaram, e que ecoa até agora em mim:

Sou um Adulto Índigo. E agora?

Essa pergunta tem me feito refletir, estudar, pesquisar, observar, ouvir inúmeros depoimentos de adultos e de adolescentes. Tem me inspirado e tem feito parte de meus sonhos, de meus pensamentos, de meu cotidiano. Tem me guiado ao longo destes meses e despertou em mim o desejo de escrever sobre esse tema com o objetivo de responder, pelo menos em parte, a essa questão. E deu-me "ganas" de trazer mais luz sobre esse tema, que é para mim tão atual e, ao mesmo tempo, tão importante, urgente e especial.

Nós adultos que vivemos experiências tão profundas ao longo de nossa história e que sofremos muito calados, solitários, sentindo muitas vezes, desde crianças, que o peso de nossa missão era deveras acentuado para nosso corpo ainda em formação, para nossa mente ainda em estruturação, ou mesmo para nossa consciência ainda em fase de conexão com este mundo dito real, neste planeta chamado Terra.

Nós adultos que muitas vezes sentimos que não éramos queridos, nem amados, nem desejados, e que mesmo assim sabíamos de algum modo não convencional que tínhamos de ficar aqui, que tínhamos e que temos uma missão importante a realizar aqui.

Nós adultos que buscamos desde muito pequenos pelas razões de existir, que víamos o mundo e as pessoas de forma tão peculiar, mas que pensávamos ser a única forma possível de ver e que por isso mesmo a julgávamos a forma mais comum de enxergar, de perceber. Acreditávamos ser essa forma de ver tão comum que nunca nos passou pela cabeça, que ninguém mais ou que poucas pessoas (poucas mesmo!) vissem ou percebessem pelo mesmo ângulo ou com a mesma profundidade que nós!

Nós adultos que, quando éramos pequenos, tínhamos a estranha mania de nos importarmos com um passarinho morto na calçada e que sentíamos um compromisso inadiável de enterrá-lo com amor, respeito e orações. Que tínhamos certeza de que havia vida em outros planetas e galáxias e que, mais do que isso, acreditávamos que eles fossem bons e pacíficos. Nós que sentíamos saudades desse povo amigo e que muitas vezes nos debruçamos na janela, para nos encantarmos com o céu noturno e alimentarmos a esperança de reencontrá-los um dia.

Nós adultos que enquanto éramos crianças nos sentíamos perdidos com a confusão de sentimentos e de atitudes dos adultos à nossa volta. Percebíamos que eles não sabiam como lidar com a gente, não sabiam nos fazer as perguntas certas nem sabiam como nos responder quando a gente perguntava sobre qual era nossa missão aqui nesta vida ou porque a mãe mentia para o pai e vice-versa.

Nós adultos que não suportávamos a falta de amor e sentíamos como uma faca afiada a nos cortar e dilacerar o peito quando os adultos nos diziam *não* sem uma justificativa razoavelmente plausível ou quando nos humilhavam com um safanão e gritos estúpidos e raivosos em público, sem uma justificativa sadia e justa.

Nós adultos que queríamos consertar o mundo desde pequenos e que por isso não aceitávamos um não como resposta sem uma boa razão e que não desistíamos quando o tema era salvar uma borboleta ou cãozinho ferido, salvar a mãe de um acidente doméstico, defender valores como a justiça, a verdade ou mesmo salvar a união familiar. Nós, esses adultos que por isso e por outras razões éramos taxados de teimosos, pestinhas, terríveis, bichos estranhos entre outras denominações mais ou menos humilhantes e ultrajantes para nossa moral e autoestima, ainda em formação.

Nós, esses adultos, ainda procuramos por nós até hoje, procuramos por nossa missão aqui nesta vida, buscamos incessantemente pelo sentido maior de nossa existência enquanto trabalhamos muito, em atividades que às vezes julgamos não ser ainda o que viemos fazer, mas que nos apaziguam um pouco esse sentimento de urgência que sempre nos acompanhou.

Nós somos esses adultos que se esconderam e ou foram escondidos pela família, pois éramos estranhos demais, distintos demais e podíamos causar constrangimentos pela nossa "estranha" mania de sermos sinceros, de dizermos somente a verdade, de reconhecermos a falsidade de longe e nos ressentirmos com ela, a ponto de refletir como um espelho potente a quem ela pertencesse.

Nós somos esses adultos que nunca descansaram e que nunca desistiram. Apesar da dor, apesar da discriminação, apesar das pressões sociais, apesar da dureza da luta, apesar de todas as sanções, nós nunca desistimos de viver, de amar, de combater, de seguirmos irradiando nossa luz. Nós somos combatentes e sabemos hoje que amar é combater, como nos diz de forma tão forte, bela e contundente a música do grupo mexicano Maná, citada no início deste livro. Acredito que ela é uma espécie de hino de todos nós, Adultos Índigos. E, por si só, essa letra e música nos dizem muito sobre nossa missão de vida, sobre nosso caminho a trilhar.

Pretendo, com este livro, tornar claro e acessível a todos o conceito ou a ideia sobre Índigos, evitando mal-entendidos e mistificações. A frequência vibratória Índigo corresponde à cor azul-índigo presente no campo energético de alguns seres humanos, e está relacionada à missão de vida que estes vieram cumprir nesta existência. A cor azul-índigo corresponde também ao sexto chakra, localizado na região entre os olhos, conhecido como chakra do terceiro olho indicativo da intuição e de habilidades psíquicas. É também o chakra responsável por unir ou integrar as qualidades do hemisfério direito e do hemisfério esquerdo do cérebro, e por intervir na clarividência. Quando se encontra em equilíbrio, o indivíduo possui a faculdade da visão interior, que possibilita ter conceitos mais claros e novas perspectivas sobre o que acontece tanto dentro de si como no seu exterior, conforme explicam Aisemberg e Melamud (2006, p. 18). Por falar em clareza, vamos esclarecer, desde o início, o que são os chakras e quais são suas funções no processo de evolução da consciência, uma vez que este é um entendimento fundamental para o acolhimento e a assimilação da frequência Índigo, Cristal e de todas as frequências que constituem o processo evolutivo. Para entender os chakras é preciso antes ter a noção de que sintetizando a psicologia oriental e ocidental podemos afirmar que existe uma consciência absoluta, universal ou una. A consciência individual é parte dessa consciência universal, só que é subdividida e apreendida em diferentes níveis. A consciência objetiva é um desses níveis e a consciência subjetiva é outro desses níveis. Essa consciência global é luz em essência e é divina. Todos os seres são essencialmente seres de luz. Para trazer luz ao plano físico e se materializar no corpo físico, por exemplo, essa consciência se reparte criando véus que a separam da lembrança de quem ela realmente é. A consciência global, que é luz branca, então se reparte em sete raios coloridos e cada cor está relacionada a um tipo de entendimento, a um nível de conhecimento de sabedoria no plano do corpo físico, do psiquismo e do nível espiritual, de acordo com a Dra. Vera Saldanha, psicóloga e doutora em Psicologia Transpessoal. Os chakras são centros de atividades receptoras, assimiladoras e transmissoras de energias vitais e cada um deles representa um estágio específico da evolução da consciência. A primeira menção da palavra chakra que está documentada se encontra nos vedas e as datas oscilam entre 2.000 e 600 a.C. Os chakras são órgãos psicoespirituais que antigamente eram usados para estudar a personalidade e suas manifestações. Na psicologia oriental, os chakras são vistos como um sistema evolutivo que atraem as experiências e ao mesmo tempo são pontos da consciência. O sistema de chakras define e, ao mesmo tempo, dirige a consciência. Os chakras localizam-se no corpo sutil – um corpo psíquico superposto ao organismo físico. Esses centros são portas de acesso entre as distintas dimensões.

O conceito "Índigo" deve ser incorporado ao processo evolutivo que se dá por meio da mudança de paradigmas, da ampliação da consciência individual e coletiva da humanidade, conforme afirmam Maria Monachesi e Bárbara Limoncelli, na introdução de seu livro *Adultos Índigo*, publicado na Argentina.

Minha proposta com este livro é contribuir para que os Adultos Índigo se encontrem, se identifiquem e se tranquilizem no sentido de dizer a si mesmos: bem, eu não sou um E.T. Eu não sou louco, eu não sou um estranho no ninho ou um patinho feio, eu sou um ser humano diferente que possui dons e características diferentes, devido a uma missão específica que veio cumprir aqui na Terra. Esta missão só pode ser cumprida por nós, Índigos, na medida em que reconhecermos e aplicarmos esses dons e características de forma consciente, com equilíbrio e sabedoria, pelo bem maior de todos.

Esse reconhecimento nos mostra que a evolução é integral, e que só poderemos reconhecer na medida em que integremos os olhos da mente ao olho do espírito, segundo Maria Monachesi.

Além disso, pretendo contribuir para tornar mais clara e definida a missão e as responsabilidades dos Adultos Índigo, para que deixem de se esconder ou de sofrer tanto, carregando estigmas e o ônus de ser diferente, e passem logo a colocar em prática seus dons e capacidades, focados na missão e a fim de colherem os frutos dessa realização, aqui e agora. Afinal, viemos aqui para realizar, para concretizar e para brilhar, para sermos felizes, sim! E é bom lembrar que essa história de ser diferente vai se encaminhar para o fim, pois os Índigos estão chegando em massa, e muito em breve a Terra será povoada por uma espécie humana mais evoluída e não haverá por que fazer distinções. Estaremos em outro patamar do processo de evolução.

Meu terceiro, mas não menos importante, objetivo com este livro é estimular e fortalecer em cada Adulto Índigo a motivação para a missão que vieram realizar. Pretendo servir de apoio, de reforço e de incentivo para que prossigam na direção da sua missão! Estamos em missão, sim, e o que não nos matou nos fortaleceu, como diz a música do grupo Maná!

Aura Índigo

Ingrid Cañete

Aura clara
Alma e aura

Clara alma
Tão azul

Aura Índigo
Sou eu e sou tu
Em resquícios de azul
Recolhemos nossas pedras,
Cristais e tesouros

Trazidos de outros mundos.

Aura calma e intensa
De um azul tão profundo
Que segredos tu guardas.

Que almas aguardas,
Na estação desta Terra
Um planeta azul.

Índigo, aura Índigo
Ouço tua alma
Que reclama
Sinto que tens o poder das estrelas

Aura clara
Alma e aura

Clara alma
Tão azul

Tua missão é de alma
E tua aura é tão pura
Tens nos olhos a chave
O código da luz
Os genes de deus
Ativados em ti.

O amor, és assim.
A explosão de mil cores
E quando invades o espaço
O infinito é real
O impossível desiste
Tu és a ponte, és a guia
Tua luz nos conduz
Através do invisível
O teu véu tão azul.

Impõe-se e seduz
Traz a voz da mudança
Incontáveis perguntas
Inquietantes e astutas
Nos instigam, perturbam.

Aura Índigo azul
Céu noturno estrelado
Teu olhar é direto
E o sorriso é largo
Quando encontra a verdade

Aura clara
Alma e aura

Clara alma
Tão azul...

Quem sou...

Ingrid Cañete

Sai de mim uma canção
Sai uma canção doída
Sinto a dor de um parto
Sai de mim uma dor
Já está de partida
Não a quero mais
Não necessito mais sentir como minha
Dor
Sai uma canção doída
Uma canção de amor
Sai uma canção
Sai sentida
Dor parida
Dor de minha vida
Tens a cor da despedida
Canção azul de um velho amor
Sai de mim uma canção bonita
Uma canção amiga
É uma canção viva
Uma vida, uma flor
É a canção de uma alma
Que sonha vivo
Sonha forte
Canção negra
Manto azul da sorte
A canção me indica
Um norte
Canto da morte, canto da sorte
A canção me indica
Um norte
Canto a morte, canto a sorte
Encontro-me com a música que sai de mim
Encanto-me com este som
Que sou eu
Enfim...

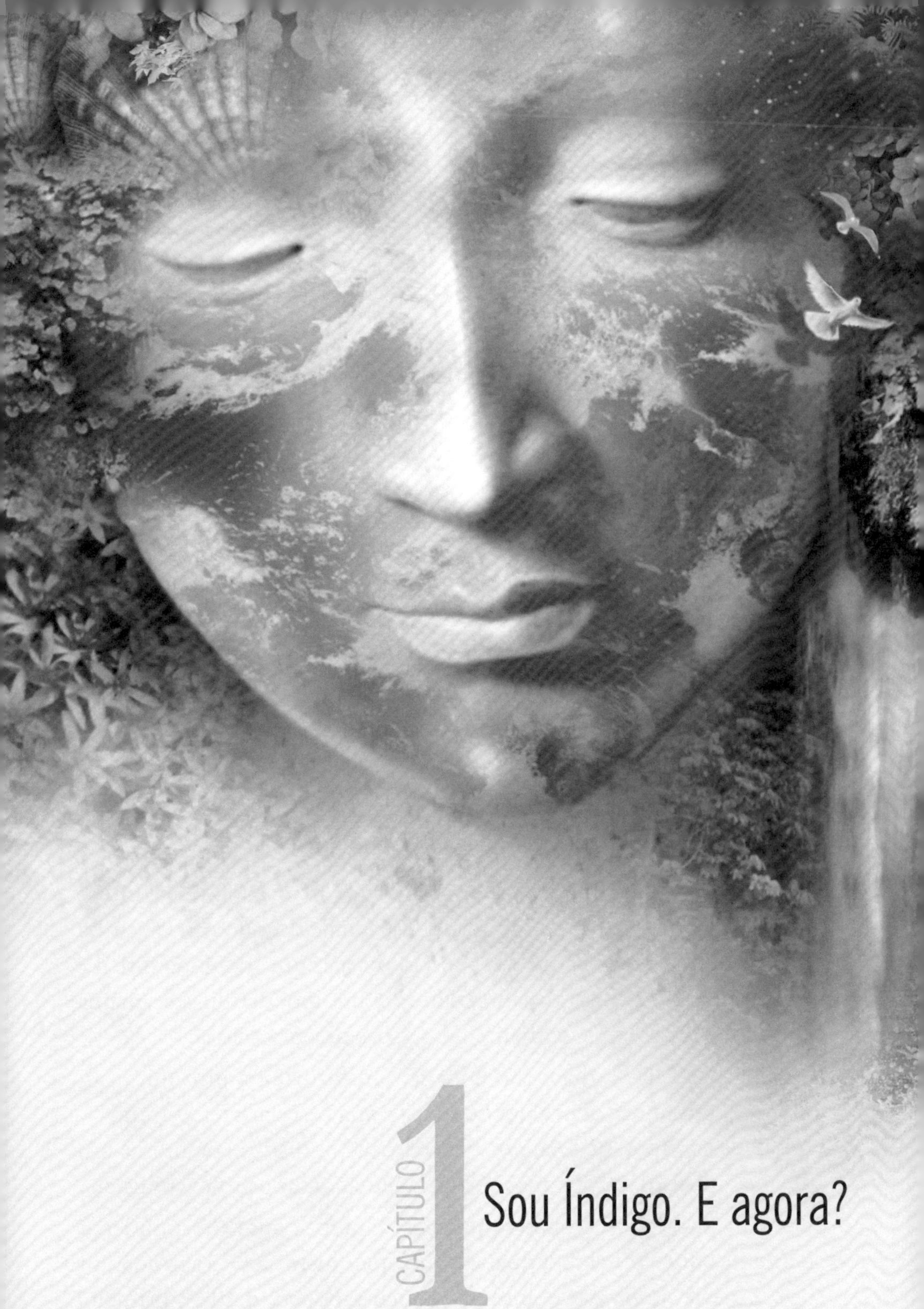

CAPÍTULO 1 Sou Índigo. E agora?

Falar sobre os Adultos Índigo me parece muito simples e também muito complexo. Sou um deles, sou psicóloga, e, como tal, lembro-me bem de todas as vezes que entrevistei adultos, nas quais eles tinham de se enfrentar com as perguntas derradeiras:

Quem é você?

Como você se define como pessoa?

Quase todos começaram, invariavelmente, dizendo que é muito difícil responder a tais perguntas. Hoje, mais do que nunca, estou totalmente de acordo com eles. Sendo ou não um Índigo, é difícil e inquietante para o ser humano falar de si mesmo, definir-se e, acima de tudo, é duro expor-se diante de pessoas desconhecidas.

Se você é um Índigo, isso pode se transformar em uma dor insuportável, sendo necessário que se transponha certas barreiras impossíveis de se transpor, ou seja, nossos medos, acumulados por anos, a fim de que tentemos ser quem somos para, então, cumprir nossa missão.

Imagine, leitor, o quão inquietante e perturbador é responder às perguntas que mencionei quando a própria história foi marcada por uma espécie de *insight* que se dá, pouco a pouco, desde a primeira infância, época em que percebemos que nossos comportamentos, expressões, sonhos e atitudes são tão diferentes dos outros, que estes nos olhavam esquisito, nos tratando como seres estranhos, diferentes dos outros, meio "loucos" e incômodos para a convivência.

Nessas situações, o olhar dos outros seres humanos, tão importante e básico, na infância, para a formação de nossa personalidade, identidade e autoestima, se transformava em um espelho de uma verdade que dói muito. O que tanto nos doía, e que muitas vezes soou como algo terrível e fatal aos olhos receptores de uma criança, fez que tal espelho humano passasse a ser evitado, por razões de autopreservação e de sobrevivência, é claro!

É evidente que, para os Índigos, evitar o olhar é algo muito difícil, uma vez que eles são seres movidos pela verdade, naturalmente conduzidos a buscá-la em sua principal fonte, o olhar. É difícil também, pois, mesmo que os Índigos evitem o olhar das pessoas para se proteger dos "espelhos reprovadores", eles captam a verdade instantaneamente de outras maneiras, isto é, eles sentem e leem o campo energético das outras pessoas. E não é que eles façam qualquer esforço consciente para isso, não! Eles são naturalmente assim, leitores de nossas manifestações energéticas.

Em psicologia, muito já foi estudado sobre o jogo dos espelhos e sabemos hoje que nós somos todos espelhos uns para os outros na interminável trama ou rede das relações humanas. Se uma mãe, por exemplo, quase não olhar nos olhos do filho desde cedo, na infância, para falar e comunicar-se com ele, as sequelas, os traumas e os efeitos costumam ser muito graves e até irreversíveis na conduta do futuro adulto.

Em filmes como *Sociedade Feroz*, assim como na vida real, em nosso dia a dia, nas manchetes de jornal e nos telejornais, podemos assistir aos efeitos desastrosos de pequenos e de grandes monstros criados pelos pais e avós que assombram e assolam nossa pretendida paz.

Se o que acabo de expor é verdadeiro para as crianças em geral, parece-nos que tenderemos a pensar, a analisar e a estudar ainda muito a respeito do que pode suceder com as crianças devido às suas diferentes características, especialmente à sua elevada sensibilidade. Sem dúvida, as características de personalidade do Adulto Índigo, assim como sua conduta, são, pelo menos em parte, consequências e efeitos daquilo que viveu em sua infância da mesma forma que ocorre com os seres humanos não Índigo.

Pretendo apresentar aqui algumas reflexões e ilustrá-las com depoimentos de Adultos Índigo que entraram em contato comigo a partir da leitura do livro *Crianças Índigo – a evolução do ser humano*, editado em 2005, no Brasil.

Minha intenção é ser uma ponte que facilite seu encontro consigo mesmo, com seu Eu Superior, aquele Eu que você não pôde compreender quando era criança e que insistia em se manifestar fazendo-lhe parecer tão estranho, tão diferente ao olhar dos outros seres humanos. Sua conduta não era bem vista nem entendida pelos demais e você sentia que era como estar em terra desconhecida, que não era a sua, não é mesmo?

Bem, espero que você encontre uma ponte nestas linhas, uma conexão mais facilitada entre você e seu Eu Superior, aquele que até parecia estar sepultado depois de tantos anos, pelas pressões, críticas e julgamentos das pessoas e do meio ambiente.

Agora veremos se você sente até hoje que:

- Segue buscando algo que lhe permita sentir-se inteiro como pessoa, como homem ou como mulher.
- Segue buscando ser e estar por inteiro onde está.
- Sente que ainda está buscando sua verdadeira vocação, sua missão de vida.
- Se sente "desencaixado", esteja onde estiver, especialmente no trabalho.

• Percebe que é muito inteligente, com grande energia, muitas habilidades, visão, intuição e sensibilidade especiais, porém, não consegue se encaixar em nenhuma ocupação do tipo convencional ou em nenhuma carreira dita tradicional, nem consegue corresponder por muito tempo a nenhum dos padrões e papéis previamente estabelecidos.

• Não consegue se conformar nem corresponder às expectativas do meio, especialmente do meio profissional.

Se você se sente assim e se identifica com a descrição acima, é muito provável que seja um Adulto Índigo, sabia? Além disso, se sente que está em busca de algo que não consegue definir bem, porém, está muito seguro e convicto de que deve seguir em frente; se segue vagando entre dois ou mais mundos e ocupações, mas tem a intuição de que seu papel nesta vida é traduzir, transmitir tudo, informações, conhecimentos, abrir caminhos e,romper fronteiras, é muito mais provável ainda que seja um Adulto Índigo!

Foi enriquecedor constatar nos testemunhos a seguir características comuns entre Adultos Índigo, assim como alguns sentimentos e descobertas interessantes. Apresentarei, agora, passagens da vida de alguns Adultos Índigo, para ver se você encontra identificação e reconhecimento no espelho desses seres humanos. Mais adiante, há um capítulo dedicado somente aos depoimentos e comentários a respeito deles; aqui, pretendo apenas ilustrar o tema brevemente.

Testemunhos:

Recebi uma mensagem que ilustra bem os motivos que me fizeram escrever este livro. Vejamos o que nos diz Marisa, um Adulto Índigo de 40 anos:

Bom dia, Ingrid!

Comecei a ler o teu livro. Devorei os primeiros capítulos e, depois de ler o Crianças Índigo, fechei o livro. O que eu faço? Sou eu que estou ali! Tenho a sensação de que novamente sei de algo que não vai servir para nada. Se eu quero ser melhor, se eu quero ter mais paz, se eu quero entender melhor minhas filhas, qual o próximo passo?

Me ajuda?

Beijo,

Marisa

Mari, um Adulto Índigo de 48 anos e seu dinamismo:

Prezada Ingrid,

É um prazer ter teu livro em minhas mãos, lê-lo e reconhecer-me nele. Meu perfil é mesmo muito complexo e se olhares em meu site o perceberás. Sou interdisciplinar, porém, vou me encontrando, aos poucos... reconhecendo meus filhos, os diagnósticos de hiperativos, a energia e a dor corporal, as mãos, a rapidez, a solidariedade, a empatia, o sentir que vê muito mais longe do que o olhar e o sentir-se estranho, esquisito, o ver-se de fora do corpo quando criança, como no filme Quem somos nós?

Descobrir que sou Adulto Índigo: saber disso faz a gente se sentir menos sozinha, achamos nossos pares, mas isso não elimina o sentimento de solidão. Reforça a vontade de seguir fazendo coisas... Permite que nos vejamos diferentes do geral – o que já sentimos – e percebemos o distanciamento com tantas pessoas... Não sei se isso é bom... Pelo menos não insistiremos muito em forçar relações que não condizem com o que somos, pois será impossível entrar na mesma energia. Tenho muitos amigos assim. Permite reconhecermos no próximo características incômodas e "ditas patológicas", mas que conseguimos ver como coisas normais, pois são características Índigo. Permite que entendamos melhor o nosso processo, sem deixar de lado o que já absorvemos do social e da coletividade. No meu caso, especialmente, permite que eu tenha mais luz para me iluminar e para poder iluminar mais os outros.

Parabéns pela tua coragem. Oxalá, nos encontremos por este mundo afora!

Um grande abraço,

Mari, arquiteta e arteterapeuta

Ana Teresa, um Adulto Índigo, torna-se consciente de sua missão:

Cara Ingrid,

Obrigada por ter escrito este livro! Graças a ele descobri que não sou um "E.T." (no sentido pejorativo). Estou muito feliz com a descoberta, embora saiba o tamanho da responsabilidade, principalmente por também ser mãe de dois autênticos Índigos (de 14 e 16 anos) e, pelo que tudo indica, também sou casada com um Índigo. Agora nós quatro poderemos aprender juntos a desenvolver nossa missão.

Um abraço carinhoso,

Ana Teresa

Elena, um Índigo adulto de 40 anos vivendo a quinta dimensão:

Ingrid,

Estou aqui, faz 40 anos, nasci em 11/02/1967, e conto um pouco do que me vem acontecendo desde que conheci a Terra.

A quinta dimensão é o agora, meus sentimentos desde pequena já eram de sair andando durante a noite e, dormindo, eu brincava no nosso jardim, falava com as árvores. Minha mãe dizia que era sonambulismo e me conduzia para a cama calmamente, nunca me lembrava de nada. Tenho epilepsia e dizem que sou Adulto Índigo, pois nasci em 1967. Sempre contei para as pessoas à minha volta o que lhes ocorreria, nunca acreditaram muito em mim, mas, às vezes, algumas pessoas têm fé no que eu falo e me assusta. Isso sempre me foi natural, lembro-me do acidente com um Gol amarelo com o qual sonhei e evidenciei. Quando meu pai morreu, vi a ilha toda alagada aqui em minha cidade, a ponte caindo, e mais: estou preparando minha família e eu para o momento certo. Comprei uma casa na serra do tabuleiro, fico às vezes mergulhada nas termas e carrego uma ametista para a banheira; fico dentro da água olhando sua cor violeta. A forte luz que tenho, às vezes, me faz querer fechar os olhos e apenas sentir a vibração. Sobre meu ego tive de aprender a reconhecê-lo para não deixar me pisotearem, pois sempre perdoo a tudo e a todos, mas tal é meu desligamento que faço terapia para não me tratarem mal. Não uso relógio porque meu trabalho é numa loja de presentes, assim eu só preciso saber a hora para tomar meu remédio e daí pergunto a alguém. Aprendi a não comer carne há 22 anos, pois meu pai com câncer só comia peixe. Hoje compenso com geleia real e outras fibras naturais, que é meu segredo da felicidade. Gostaria que meu depoimento ajudasse as pessoas a saberem o verdadeiro motivo pelo qual estamos aqui na Terra. Eu pensei que estava a passeio, no entanto, estou para mostrar o caminho do perdão, do amor incondicional e da gratidão. Paz e luz!!!

Elena

A terapeuta e escritora portuguesa Tereza Guerra, autora dos livros Crianças Índigo e O Poder Índigo, apresenta alguns depoimentos também muito ricos. A seguir vamos transcrever parte de um deles, que pertence a uma mulher, Adulto Índigo, com 34 anos de idade:

Meu nome é Laura e, após ler seu livro sobre Índigos, sem dúvida alguma me considero uma adulta (às vezes mais criança do que adulta) Índigo; a única coisa que sei é que tenho de desenvolver o lado espiritual. É como se houvesse alguma coisa "presa" em algum lugar, cuja prisão não me deixa ir para frente, mas que eu sei que está lá, à espera de que essa barreira seja rompida (seja lá o que for).

Eu fui criada na religião, acho que é uma questão mais interior, mas que me faz sentir "perdida", mais ou menos sem saber para onde me virar para procurar respostas... A descrição que faz dos Adultos Índigo sou eu, sem tirar nem pôr!! Depois de ter lido pensei: "até que enfim encontro alguém que realmente me entende, porque ao longo dos anos, sempre me senti incompreendida por todos, sempre me fizeram sentir que a 'errada' era eu". Achei muito interessante a descrição, sobretudo quando fala na "profunda intolerância pela estupidez"! Sempre tive consciência em mim mesma de todos os pontos que refere, mas não fazia ideia de que todas essas "diferenças" tinham um nome...

Tais testemunhos representam com clareza e força vital o que aconteceu e segue acontecendo com muitos Adultos Índigo. Quanta dor, quanto sofrimento e acima de tudo: quanto desperdício de dons, de talentos e de energia maravilhosa!

Repare, leitor, como em todos os relatos se encontra a experiência de ser visto como estranho, esquisito, e até de sentir-se como um E.T. (extraterrestre), devido à alta pressão do meio em que vivemos.

Podemos perceber também como todos esses Adultos Índigo passaram a vida buscando incessantemente por uma direção mais correta, buscando um sentido para a vida. Fica evidente pelos testemunhos uma ansiedade diante da dificuldade de estabelecer o foco em algo específico que lhes faça sentir realizando sua missão aqui, algo que lhes faça sentir feliz, importante no sentido de estar cooperando com o mundo.

Outro aspecto que nos chama atenção é que eles buscaram muitas formas de terapias e muitos caminhos de ajuda para si mesmos, uma vez que sendo muito, muito inteligentes e sensíveis, logo se perceberam diferentes e até se enquadraram como "doentes", aceitando medicação que anunciasse uma suposta "cura". No entanto, os relatos deixam claro que nada lhes acalmou a alma, nada lhes tranquilizou as inquietações trazidas há muito dentro do peito.

Depois de tantas lutas internas e externas, ainda estão tentando encontrar-se consigo, com a própria coragem e clareza para enfrentar as críticas e as barreiras, e, por fim, para se transformar em quem realmente são!

Assim mesmo, depois que se descobrem Adultos Índigos, resta-lhes outra pergunta muito forte e inquietante: SOU ÍNDIGO, TUDO BEM, MAS E AGORA?

É importante salientar que os Índigos vieram a este planeta com uma missão muito clara: serem pontes entre a velha e a nova energia, entre os antigos e os novos paradigmas. Eles chegaram para realmente incomodar, questionar e promover uma revisão dos valores em nossa sociedade. Foram e estão sendo os agentes facilitadores do processo de transição para uma sociedade mais evoluída e avançada.

O psicólogo e terapeuta floral Elzear Kustner conta-nos que essas pessoas não querem falar sobre o que acontece com elas, diferentemente do que ocorre com as Crianças Índigo, que ainda não sabem expressar muito bem o que sentem. Esses adultos viveram muito tempo buscando o sentido e o propósito de suas vidas, e com frequência sem encontrar seu nicho social. Sem um ambiente que os entenda, aceite e acolha, usam grande número de mecanismos de defesa para ocultar sua condição, sua realidade, afirma o terapeuta (Cañete, 2005, p. 61).

Atrás dessa máscara se encontraram características e potenciais muito distintos dos que manifestam externamente.

Além disso, conforme Kutsner, temos percebido que esses adultos encontram grande dificuldade em ganhar dinheiro por meio de sua profissão, de seu trabalho. Enquanto isso, outras pessoas, com menos talento ou que nem se esforçam tanto, que não têm sua formação e qualificação, ou ainda, que não são tão corretas e éticas, ganham mais e muitas vezes bem mais dinheiro e conquistam mais destaque no meio profissional e social. Esse é um comentário que temos escutado frequentemente dos Adultos Índigo, como uma espécie de queixa-confidência, já que esse tema é sempre tratado como tabu, como algo que não deve ser abordado. A sensação é que os Índigos até se sentem culpados por perceber essa dificuldade e por querer ganhar dinheiro, se destacar, como se isso não fosse para eles e como se estivessem lutando contra uma força interna que tentam reprimir. Essa constatação, na realidade, parece ter o efeito fulminante de rebaixar mais ainda a autoestima dos Adultos Índigo, até mesmo porque muitos passaram e passam por situações financeiras bem difíceis, tendo de contar com a ajuda de familiares e de amigos para se manter e para manter seus filhos.

Ouço com frequência desses adultos mais próximos de mim: "O que acontece comigo, que sei tanto, que tenho tantos dons, tantas capacidades, ajudo tanta gente, sou honesto, ético, íntegro e solidário, e não consigo ganhar nem o sustento do pão de cada dia? O que acontece comigo?"

Esses adultos se perguntam, na verdade, sobre quem são e o que estão fazendo aqui e agora neste planeta. Perguntam-se com um sentimento de urgência o que é que eles necessitam descobrir para que possam cumprir sua missão, seguir sendo Índigos, responsáveis, éticos, guerreiros da luz e, ao mesmo tempo, conseguir manter os pés na Terra e conviver com as regras e os padrões do momento, com a existência física em equilíbrio com a existência espiritual.

Eles querem mais do que tudo aprender a equilibrar sua energia, assumir sua missão e dons, aprender a como se desenvolver e evoluir, ajudando aos que seguem nascendo, as crianças e jovens.

Parece-nos de extrema importância e de caráter urgente fazermos essas reflexões sobre como podemos ajudar os Adultos Índigo em seu processo de cura interior e no resgate da criança interna. Só assim eles serão capazes de conquistar seu perfeito equilíbrio, assumindo e cumprindo seu propósito e sua missão de vida aqui!

E você, leitor, o que pensa a esse respeito?

Arte é a expressão de um poder espiritual e infinito

num espaço reduzido. *John Steinberg - Diretor de cinema*

Se não me amas te matarei,
Se não me amas eu farei que me ames,
Se não me amas esperarei que me ames,
Se não me amas eu te amarei.

Citado pelo Maestro Alejandro Jodorowski no programa El loco de la colina, TV espanhola

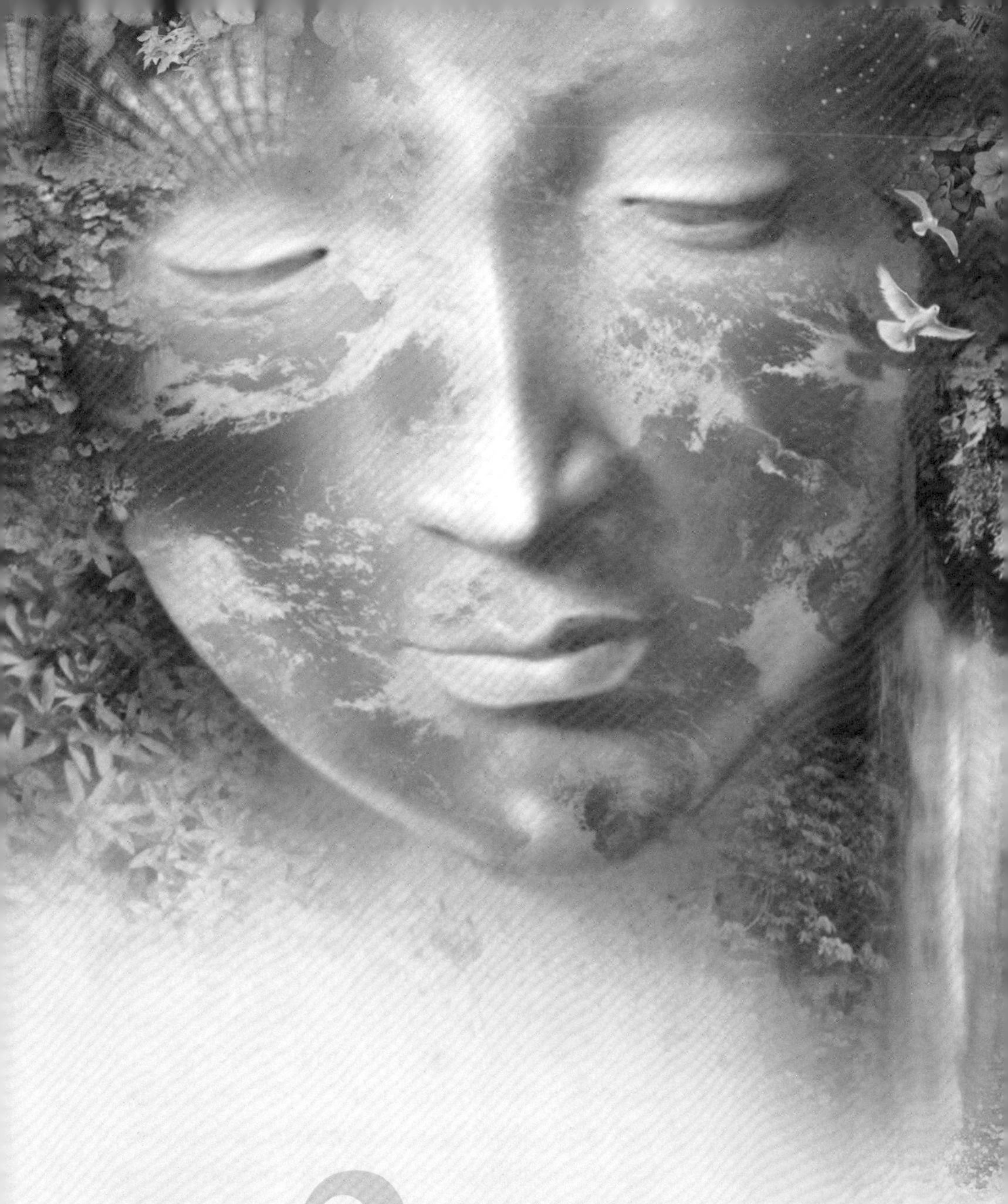

CAPÍTULO 2 Características dos Adultos Índigo

Queridos leitores, aqui estou eu, um Adulto Índigo compartilhando com vocês um pouco das minhas descobertas e de todo um caminho de reconhecimento que tenho percorrido nos últimos oito anos. Digo reconhecimento, pois estou voltando a me conhecer, exercitando um olhar para dentro de mim bem diferente daquele olhar que tentaram e insistiram muito para que eu assumisse ao longo de minha existência aqui. Estou dividindo com vocês o que estudei, o que li, o que ouvi e observei, mas principalmente estou dividindo aquilo que aprendi até agora. Quando olho para trás e penso em como foi minha infância, minha adolescência, minha entrada na vida adulta, enfim, minha história, sinto que algo de muito significativo e profundo aconteceu e não foi em uma dessas fases, não foi em determinado acontecimento isolado; na verdade, sinto que algo muito abrangente simplesmente ocorreu e permitiu que eu hoje pudesse olhar, com outros olhos, a mim mesma, a tudo e a todos. Se a minha luz tivesse se dissipado logo no começo, eu juro que teria sucumbido, teria voltado para minha fonte de origem, muito antes de ter deixado alguma marca neste mundo. Sim, porque o começo foi tão árduo, tão difícil, que quase me levou ao solo, sem forças nem mesmo para jogar a toalha.

Vivi na pele a ausência de atenção, a falta daquele amor, daquela harmonia e do cuidado de que toda criança tanto necessita. Hoje enxergo que pulei etapas, tive de amadurecer rápido, sobreviver e até de cuidar de outros, ao meu redor. Realidade, eu tenho certeza, comum a muitos leitores e a muitos habitantes deste planeta chamado Terra.

Então, decidi vencer, decidi transpor obstáculos, resolvi que ia ser uma guerreira; coincidência ou não, meu nome Ingrid significa Princesa Guerreira. E descobri isso somente há dois ou três anos, após ter vencido boa parte dessa trajetória.

Como eu disse antes, hoje sinto que ganhei um novo olhar, novas lentes que me permitem atravessar as inúmeras camadas que encobrem a minha, a sua e a nossa aparência. Com esse olhar eu descobri a força e a glória de ser quem eu sou, de ter a história que eu tenho, e aprendi que essa força existe em cada ser, em cada um de nós, basta ter olhos de ver, de enxergar. Acredito estar desperta e ter hoje um olhar ainda mais espiritual do que quando era criança. É esse o olhar integrador, fruto da evolução e da ampliação da consciência, do qual todos necessitamos para nos *reconhecermos.*

Este capítulo é parte de uma viagem, de um caminho que eu desejo compartilhar e, a um só tempo, trilhar com você, leitor, pois ele é um capítulo vivo, como todo esse livro. Tudo está sendo criado agora junto com você, na medida em que estou conectada com cada leitor potencial e estou convidando-o a participar e a usufruir desse caminho comigo. A frequência Índigo está disponível a todos os seres humanos e pode ser acessada na medida em que nossa consciência vai se expandindo mais e mais. Quanto mais conscientes, mais aptos nós nos tornamos a perceber e acessar outros diferentes níveis de realidade, que antes nem imaginávamos existir. Na medida em que mais e mais seres humanos Índigos existam e convivam entre si, mais rápido se dará nossa evolução, digo, nosso processo de ampliação da consciência.

Assim, estaremos nos aproximando da quarta e da quinta dimensões, etapas naturais de nossa evolução, já que a Terra é originalmente um planeta de terceira dimensão, no que diz respeito ao nível de consciência predominante.

ALGUMAS CARACTERÍSTICAS DOS ADULTOS ÍNDIGOS

As características dos Adultos Índigo têm sido descritas, já há alguns anos, por autores diversos, como a educadora americana Wendy Chapman, que afirma ter sido a primeira a ter elaborado e divulgado uma lista de características dos Adultos Índigo. Bem, na verdade não tenho interesse na lista em si, pois isso me soa como receita de bolo, sabe? Parece mais com um modelito estático em que nos encaixamos ou não, e, como já sabemos, nós, Índigos, detestamos rótulos, regras imutáveis, padrões que nos controlem e nos limitem em nossas potencialidades e imensa criatividade.

Mesmo assim, como me proponho a falar sobre as características, faço questão de salientar, antes de adentrar no tema, que é fundamental entendermos que nas primeiras vezes em que se falou em Índigos, há muitos anos, a situação era uma e os Índigos também; agora, anos depois, muita coisa mudou, e nós também nos modificamos, pois não somos estáticos, certo? Então, quando falarmos em características dos Adultos Índigo, vamos sempre nos lembrar de dinamismo, de inquietação, de uma faísca acesa, de transformação em curso e de evolução permanente, de acordo, querido leitor?

Sendo assim, vejamos o que Wendy Chapman aponta como as 26 características dos Adultos Índigo:

- São inteligentes, apesar de não terem tido as melhores notas.
- São muito criativos e apreciam fazer coisas.
- Sempre precisam saber *por quê*, especialmente quando se pede a eles que façam algo.
- Tinham aversão ou detestavam grande parte do trabalho repetitivo e obrigatório da escola.

• Eram rebeldes na escola, negando-se a fazer os trabalhos, e recusavam a autoridade do professor. Ou então, gostariam de se revoltar, mas não se *atreviam*, geralmente por causa da pressão dos pais.

• Podem ter experimentado depressão existencial bem cedo e sentimentos de impotência, que podem ter se estendido da tristeza ao total desespero. Sentimentos suicidas durante a escola secundária, ou até antes, não são incomuns no Adulto Índigo.

• Têm dificuldades em empregos com serviços supervisionados. Os Índigos resistem à autoridade e ao sistema hierárquico de trabalho.

• Preferem posições de liderança ou trabalharem sozinhos do que em grupos.

• Têm profunda empatia pelos outros, embora tenham uma intolerância à estupidez.

• Podem ser extremamente sensíveis emocionalmente, até chorando num piscar de olhos (sem defesas). Ou, então, podem ser o oposto, e não mostrar qualquer expressão de emoção (defesa completa).

• Podem ter problemas com a raiva.

• Têm problemas com os sistemas que consideram falidos ou ineficazes, exemplo: político, educativo, médico, legal etc.

• Alienação ou uma irritação com a política, sentindo que sua voz não conta e que o resultado realmente não importa.

• Frustração ou rejeição do tradicional "sonho" de carreira, casamento, filhos, casa com uma cerca branca etc.

• Raiva quando são privados dos seus direitos; medo e/ou fúria perante o "Big Brother vigiando vocês".

• Um ardente desejo de fazer algo para mudar ou melhorar o mundo. Talvez ponham resistências no que tenham de fazer. Talvez tenham problemas para identificar o seu caminho.

• Têm interesses psíquicos ou espirituais desde muito novos; antes ou durante a adolescência.

• Tiveram poucos ou nenhum modelo Índigo para imitar. De qualquer forma, mesmo que tenha tido alguns, não significa que você não é um Índigo.

• Possuem forte intuição.

• Padrão de comportamento casual ou um estilo de mente (sintomas de Desordem de Falta de Atenção). Podem ter problemas em se concentrar em determinadas tarefas. Podem ficar pulando para lá e para cá durante as conversações.

• Tiveram experiências psíquicas, tais como premonições, ver anjos ou fantasmas, experiências fora do corpo, ouvir vozes etc.

• Podem ser sensíveis à eletricidade, como relógios que param de funcionar, postes de iluminação que falham quando passam por debaixo deles, aparelhos elétricos que funcionam mal ou lâmpadas que se apagam.

• Podem ter consciência de outras dimensões e realidades paralelas.

• Sexualmente são muito expressivos *ou* também podem recusar a sexualidade por tédio ou com a intenção de conseguir uma ligação espiritual mais elevada. Podem explorar tipos alternativos de sexualidade.

• Procuram o significado das suas vidas e a compreensão do mundo. Podem procurar isso na religião ou na espiritualidade, em grupos espirituais ou em livros.

• Quando encontram o equilíbrio, eles podem se tornar indivíduos muito fortes, saudáveis e felizes.

É importante salientar que, segundo Wendy Chapman, qualquer pessoa pode ter algumas dessas características, mas os Adultos Índigo têm a maioria ou todas essas 26 características, e aqui podemos incluir os jovens e adolescentes Índigos. Tais características são citadas também por outros autores e, conforme pude pesquisar e constatar nos numerosos depoimentos que recebidos, resumem bem as principais características dos Adultos Índigo.

A história dos Índigos

Os Adultos Índigo, geralmente, têm uma história de vida com muitos acontecimentos e experiências comuns entre eles. Os Índigos que hoje são adultos, especialmente aqueles que têm idade acima dos trinta anos, chegaram ao planeta em uma época em que ainda havia poucos Índigos por aqui e, portanto, a energia era mais densa; o que equivale dizer que os paradigmas eram outros e a consciência era ainda mais limitada. Os padrões estabelecidos eram mais rígidos e as mentes dos pais, professores e governantes eram muito mais fechadas. A visão mecanicista e fragmentada, focada principalmente no concreto, na existência física e nas aparências, era absolutamente predominante, sem espaço para filmes como *Quem somos nós*, *O Segredo* e *A profecia Celestina*. Mesmo com a sabedoria e as descobertas científicas contidas nesses filmes e em muitos livros, e que cabeças pensantes da época já estivessem há muito conscientes de novos paradigmas, não havia "permissão" para se falar sobre esses temas, que eram passíveis de penas graves tanto em casa quanto nas escolas e na sociedade. Uma espécie de inquisição pulverizada, com moldes e contornos "modernos".

Vivíamos em uma época em que a vida e a realidade eram totalmente enquadradas em uma moldura predeterminada, onde tudo que não coubesse nela era tido como não existente! Algo como se eu não concordo e não enxergo, portanto, não existe ou se algo não condiz com os nossos interesses sociais, políticos, econômicos, também não existe e pronto. Imagine afirmar, naquela época, que há infinitas possibilidades de realidade, e que quando olhamos uma dessas possibilidades ela se torna partícula, realidade física, concreta, e que quando não olhamos as possibilidades são apenas ondas!!! Isso soaria tão absurdo quanto uma criança dizer a um dos pais, após constatar ou perceber uma mentira: "Você está mentindo! Você disse que não devemos mentir, mas você está mentindo!"

Os Índigos eram então crianças extremamente sensíveis, sensibilidade essa que muitas vezes lhes causou dificuldades sérias de adaptação, com um poder fantástico ainda não descoberto por eles próprios e pela sociedade. Eram crianças cuja essência apontava na direção de uma vida espiritual, uma vida guiada pelo amor incondicional, valores mais elevados, cooperação, ambiente acolhedor e pacífico, e de uma missão voltada para a promoção da mudança, para a revisão de valores, para a expansão da consciência e para a elevação espiritual do planeta.

Os Índigos eram então seres pequenos em sua dimensão física, porém, com uma maturidade igual ou superior a de muitos adultos. Eram seres dotados de uma capacidade impressionante de desmascarar a falsidade, a desonestidade, a mentira, e de trazer à tona, com maior facilidade e sem medo, tudo o que está reprimido.

Então, voltando no tempo, imaginemos como esses seres ainda crianças devem ter sofrido ao viver em uma época e em um contexto tão contrário à sua essência e à manifestação de seus dons! Vamos imaginá-los vivendo em famílias muitas vezes desestruturadas, sem amor, mantidas apenas na base dos interesses, das aparências e da hipocrisia. Sendo criados por pais que, acima de tudo, repetiam um modelo secular baseado no controle e no medo em vez de no respeito e na confiança. Sendo "educados", ou, melhor dizendo, "deseducados", por escolas e professores guiados por esses mesmos valores e princípios.

Quanta dor, quanto sofrimento por ter de sufocar a própria essência, o motor da vida que ardentemente desejava cantarolar, gritar, dar saltos e giros no ar com a mais pura alegria de ser e de viver! Os Adultos Índigo de hoje aceitaram, sim, uma missão, uma árdua missão de promover a mudança por onde passarem, é verdade, e não existe mudança, nós todos sabemos, sem dor, sem sofrimento, sem perdas. Para criarmos e ganharmos algo de novo é preciso abandonar o velho, o antigo. Não podemos continuar, depois de adultos, a vestir as mesmas roupas de quando éramos crianças, isso é certo!

Como afirma Tereza Guerra, terapeuta transpessoal portuguesa e autora do livro *Poder Índigo e Evolução Cristal*, qualquer ser humano, em geral, mas o Índigo, em particular, tem um poder imenso que desconhece, se afastando da sua essência, que é espiritual. Chegou a hora de reivindicar o nosso poder Índigo, esse poder mágico, proveniente das estrelas, e que todos nós possuímos (2005, p.40).

Então, o que aconteceu com os Adultos Índigos, visto que eles estão tendo dificuldades de se reconhecer nesse início de século? Que características eles estão abafando, reprimindo, e o que ficou guardado e se distorceu ao longo de sua trajetória? Por que muitos Adultos Índigo encontram-se entre seus trinta e quarenta anos vivendo um dilema crucial, uma ansiedade e uma angústia existencial perguntando-se "o que eu vim fazer aqui? Qual é mesmo a minha missão? Por que eu tenho uma sensação tão forte que sempre me acompanhou, de que tenho uma missão, mas não consigo acessar com clareza e focar para realizá-la?"

Por quê?

Para ilustrar essa experiência, comum a muitos Adultos Índigo, citamos um trecho da carta de uma Adulto Índigo, de 34 anos, enviada para Tereza Guerra:

> *...Muitas vezes senti que tinha uma "missão" a cumprir, mas até hoje também não obtive uma resposta concreta e clara a esse respeito. Muitas vezes as pessoas vêm ter comigo para conversar, principalmente quando têm problemas, e eu cheguei a pensar que talvez fosse isso: vim para cá para ajudar os outros...*

Falaremos mais sobre a missão dos Índigos, em outro capítulo. No processo de desenvolvimento dos Adultos Índigo, houve um significativo choque entre a sua energia mais sutil e uma energia densa, oriunda de seu universo familiar e de seu entorno até alcançar a sociedade em geral. É claro que houve casos de Índigos que foram recebidos por famílias mais espiritualizadas e mais, digamos, sensíveis e preparadas para recebê-los e compreendê-los, respeitando e honrando seus dons e capacidades. Famílias capazes de conviver em paz com o "diferente", amando-o e promovendo sua evolução natural sem torturas e sem traumas maiores. No entanto, essas famílias não foram maioria, e, assim, hoje temos muitos Adultos Índigo que contam histórias de terem sido escondidos dentro da própria família, guardados a sete chaves, como um segredo de estado. Ouvimos inúmeras histórias e lemos outras tantas de adultos que concordaram com a percepção familiar de que eram anormais e, em muitos casos, doentes, loucos, psicóticos, e que, por isso, mereciam ser medicados, tratados para buscar uma suposta cura. Na maior parte desses casos, esses adultos foram impossibilitados de manifestar sua essência, sua criatividade e sua imensa capacidade, inclusive de curar as pessoas e os ambientes. E, como foram impedidos de manifestar sua essência, acabaram por sofrer um processo de perturbação de seu equilíbrio natural, de desintegração de sua personalidade em alguns casos, e de inversão dos seus polos magnéticos (negativo e positivo), o que acabou provocando o que se chama de hiperatividade, e também o que tem sido chamado de bipolaridade ou transtorno bipolar afetivo. Além disso, há os incontáveis casos de adultos diagnosticados, ou melhor, *rotulados*, como DDA (Disfunção de Déficit de Atenção), que decorreram do fato de terem sido forçados (no sentido da falta de opção mesmo!) a frequentar escolas e instituições que pretendiam *ensinar* por meio de métodos arcaicos, obsoletos e inadequados coisas que absolutamente não lhes interessava, ou porque já sabiam ou porque eram conteúdos totalmente idiotas. Como sua atenção é uma capacidade altamente seletiva, eles têm, na verdade, uma alta capacidade de concentrar a atenção quando algo lhes interessa, e que pode ser chamada de *atenção hiperfocada*. Assim, os Adultos Índigo foram "se deixando" rotular e aceitando essas identidades falsas por absoluto cansaço e por saber que tinham algo mais importante para fazer do que brigar. Saliento que os Índigos são essencialmente pacíficos e que têm forte noção de que vieram para cumprir algo mais elevado. Eles têm noção de sua nobreza, de sua realeza, mas não no sentido de serem empertigados ou de se sentirem superiores, muito pelo contrário, pois eles têm, geralmente, um senso de humildade profundo e natural. Eles possuem, na verdade, uma autoestima muito adequada e saudável, e uma consciência natural de seu próprio valor e dignidade, desde que estejam em equilíbrio, é claro!

Toda situação que foge do equilíbrio pode levar qualquer pessoa, de frequência Índigo ou não, a manifestar determinada característica exacerbadamente, o que se torna um defeito ou ponto fraco nessas condições.

Outras características

Lori Johnson, citada por Monachesi (2005, p. 41), identificou uma série de características a partir de seus contatos com Adultos Índigo, as quais me parecem bem interessantes e, o que é melhor, complementam muito as características já destacadas anteriormente. Vejamos quais são:

- Chegaram à idade adulta mantendo-se em estado de latência quanto ao conhecimento ou contato com seus poderes e talentos, habilidades.
- É provável que os Adultos Índigo que ainda estão em estado de latência tenham padecido de maus-tratos ou incompreensão quando eram crianças, o que acabou minando sua autoestima.
- Geralmente tem alto coeficiente de inteligência, porém, isso está encoberto por um baixo rendimento na escola ou por dificuldades na vida pessoal.
- Possuem grande capacidade de ver todo o quadro de uma situação ou de entender as consequências de determinado ato.
- Capacidade inata de compreender diferentes idiomas. É fácil para um Índigo colocar-se no lugar da pessoa com quem se comunica e entendê-la, mesmo que não tenha estudado aquele idioma.

- São atraídos pela expressão tátil.
- São almas solitárias que preferem a própria companhia do que a de grandes grupos.
- Não são obcecados pelo sexo provavelmente porque preferem um contato e uma comunicação em nível de alma.
- É comum que saltem de trabalho em trabalho sempre buscando um propósito e um sentido.
- Podem padecer de dislexia ou transtornos de percepção, de orientação ou de coordenação e ter problemas com matemática, com a leitura e a escrita, e de compreensão.
- As mulheres Índigo, frequentemente pensam como homens e os homens Índigo ao contrário, pensam como mulheres.
- Sempre lhes atrai o sobrenatural, o metafísico, a tecnologia de ponta e o entendimento espiritual.
- Se não pertencem a uma religião clássica específica é provável que tendam a sintetizar, junto à sua própria sabedoria e consciência, uma espiritualidade própria.
- Usam sua intuição combinada com várias disciplinas metafísicas para criar novos sistemas ou metodologias.
- Muitos são solteiros ou divorciados e não têm filhos. Possuem um forte sentido de missão; não seguem os padrões da vida normal.
- Todos os Índigos já passaram por um quadro depressivo.
- Muitos já sofreram com problemas ou traumas na infância, o que os leva a manter sua ira ou raiva oculta.
- Apesar de sua necessidade de solidão, são populares entre seus pares. Têm um carisma natural.
- São capazes de ver ambos os lados de um argumento e são chamados para mediar conflitos, para negociar.
- Não gostam dos conflitos. Quando crianças se distanciavam dos adultos que discutiam; preferem a paz e a harmonia.
- São naturalmente compassivos e solidários, porém, reagem intensamente diante do que consideram injusto.

TIPOS DE ADULTOS ÍNDIGO

É muito interessante constatar que os adultos, mesmo os Índigos, podem custar para se reconhecer. O que acontece é que alguns parecem ter perdido um pouco o contato consigo mesmos e outros podem estar com dificuldade de admitir para si e para os outros que se identificaram com todas ou com grande parte das características dos Índigos. Eu, pesquisadora do assunto, já observei isso inúmeras vezes, e mesmo quando eu tenho certeza de ter identificado um Índigo, constato a "dificuldade" em ele se assumir como tal.

Talvez alguns pensem como eu pensei logo que li as primeiras informações sobre o tema e me identifiquei: sim, e daí, eu sou bem assim, mas o que isso significa? Em que pode me ajudar ou mudar a minha vida? O que eu faço com essas informações?!

É muito interessante analisar e contar com a possibilidade de que existam diferentes graus de "Indiguez", como sugerem Monachesi e Limoncelli (2005, p. 47), afinal, se a frequência Índigo está disponível para ser acessada por todos os seres humanos, e, se na medida em que eles vão nascendo podem acessá-la em diferentes ritmos e intensidades, de acordo com suas idiossincrasias, por que isso não seria possível?

As autoras propõem uma "classificação" baseada nos graus de Indiguez, o que eu particularmente não gosto muito, mas como me parece útil para situarmos as variações e a complexidade deste processo de metamorfose constante de que sofre o ser humano, resolvi apresentá-las de forma sucinta.

A "classificação" proposta fundamenta-se na compreensão do mundo interno da criança que foi esse adulto, e do adulto que é hoje, e em seu grau de adaptação aos sistemas vigentes, em sua conduta social e em sua resposta ao meio. As categorias propostas, de acordo com as autoras, podem ser consideradas como arquétipos do processo evolutivo que se apresentam perante todos nós de maneira nova e mutante.

O Cativo: trata-se de um extremo onde podem estar tanto os Índigos latentes quanto os não Índigos. Já que "Índigo" é uma condição a desenvolver, aqui estariam todos os potencialmente Índigos, nos quais essa frequência está latente. O Cativo se superadaptou ao sistema e absorveu, ou melhor, aceitou, a realidade que lhe coube nesta existência e dificilmente questiona tal realidade de forma aberta.

Ele criou uma justificativa lógica para aceitar a realidade como ela é e se defende energicamente se ele ou seu sistema de crenças for atacado ou ameaçado. Os Cativos que conseguem porventura "despertar" (no sentido do despertar da consciência) são aqueles Índigos que têm mais dificuldades de sustentar as mudanças ao longo do processo.

O Simulador: é aquele que apresenta uma forma de adaptação encoberta ao sistema para poder se relacionar com seu entorno, porém, não crê totalmente nessa máscara que mostra aos demais. Está em constante busca e lhe atrai muito o "alternativo", no entanto, esconde essa atração dos outros ou a justifica sempre. Apesar de uma infância aparentemente condicionada e bem adaptada, o Simulador costuma ter atos manifestos de rebeldia ao mesmo tempo em que se esforça por passar despercebido, principalmente na infância. É autoexigente, inteligente, mas tem dificuldade de confiar em si mesmo, em seu valor pessoal, em suas condições e potenciais inatos. Tem muita necessidade de aprovação de seus pais, de seus pares etc. É um excelente profissional, mas pode não ficar muito tempo no mesmo local de trabalho ou emprego, nem realizando as mesmas atividades. Está preparado para mais de uma tarefa e tem múltiplas habilidades. É curioso, um buscador constante. É um líder natural mesmo que nada tenha feito para obter esse papel ou *status*. O Simulador responde ao transpessoal, sente-se atraído pelas questões "mágicas" e tem fortes inclinações artísticas. Mesmo que se perceba como alguém "diferente" procura não ser visto nem tratado como tal. Ativa novos níveis de consciência em seu processo de despertar e encara esse processo de frente, apesar das mudanças que isso provoca no seu entorno. Chega a promover mudanças drásticas em seu sistema de valores.

O Rebelde: é o que não pode ou não quis aceitar as regras do sistema vigente. Muitos famosos encontram-se neste grupo justamente porque se destacaram por seu comportamento exacerbado, atitudes provocativas e desafiadoras, por sua criatividade e grande inteligência. Eles têm uma vontade e orientação fortes na direção de seus objetivos e resistem às pressões do sistema. Demonstram fortaleza e determinação, embora também sejam bastante sensíveis e se deixem afetar muito pelo seu entorno. São eternos adolescentes, típicos justiceiros ou fanáticos que não medem as consequências de suas ações. Agem por impulsos emocionais e afetivos. Podem, portanto, ser autodestrutivos, colocando-se em situações extremas para provar a si mesmos e aos demais seu poder de resistência.

Costumam trabalhar pelo bem comum. Nem todos estão despertos e conscientes de seus potenciais e dons. Nem todos comungam com crenças transpessoais, com a metafísica ou com métodos alternativos de tratar a saúde.

O Estrangeiro: é o extremo oposto do Cativo. É provavelmente o mais puro dosAdultos Índigo, pois desde criança reconhece e assume seus dons e capacidades, tais como telepatia, clarividência, clariaudiência, capacidades de curar com as mãos etc.

É altamente sensível e intuitivo. Sua vida é marcada por um sentimento de não pertencer a este planeta Terra e por um sentimento constante de saudades, um desejo de voltar para casa, para o "lar", que não é aqui. Já tiveram contato com Guias, Seres de Luz, Mestres, Anjos e Fadas.

Têm uma comunicação com o mundo suprassensível muito consciente desde a infância. Os Estrangeiros são os que estão em sua maioria mais despertos atualmente e, mesmo que tenham passado por um período de latência – em que ocultaram suas qualidades –, respondem ao chamado de seu Ser Interno. São capazes de captar e de entender a sincronia do Universo.

É claro que nenhuma dessas "categorias" se encontra em estado puro, mas em combinações que variam de acordo com o grau de evolução da consciência de cada indivíduo, enfatizam Monachesi e Limoncelli.

ÍNDIGOS BONS OU MAUS?

Com relação às características dos Adultos Índigo, muitas pessoas já me perguntaram se os Índigos podem ser "maus" no sentido de agressivos ou destrutivos. Essa pergunta parece ter a ver com a falsa impressão que pode ter ficado para alguns, depois de ler e informar-se sobre o tema, de que os Índigos possam ser "santos" ou seres totalmente iluminados e prontos, por assim dizer, quase perfeitos. Na verdade, os Índigos são, acima de tudo, seres humanos que trazem consigo desafios para essa vida e que não estão livres de certa dose de carma. Como todo ser humano, se eles não forem amados, respeitados e honrados suficientemente e se forem tratados com violência, seja em que grau for, eles naturalmente refletirão essa violência ou carência da qual sofreram ou sofrem ainda. Isso é da natureza humana. No entanto, o que parece diferir muito nos Índigos e, especialmente, nos Adultos Índigo que já passaram por etapas de amadurecimento, é que eles trazem consigo uma forte noção do que é certo e do que é errado, para usar uma expressão bem daqui, da terceira dimensão, onde predomina a dualidade (bom e mau; claro e escuro; rico e pobre). Eles são naturalmente honestos e íntegros, levam a vida muito a sério, têm noção de seu próprio valor e compreendem bem a natureza de seu próprio Ser e sua relação com o Universo. Portanto, eles são seres éticos por natureza. Tudo isso devido à sua consciência mais expandida. Quando eles refletem algo como a raiva, isso é muito intenso, assim como tudo nos Índigos.

A jornalista, escritora e terapeuta holandesa Carolina Hehenkamp (2003, p.46 e 47) aponta aspectos tidos como pontos fortes e fracos da personalidade Índigo adulta que são interessantes para nosso estudo.

Fraquezas ou debilidades da personalidade do Adulto Índigo:

- É teimosa e impaciente;
- Tem muitos problemas com autoridade;
- Quer que todo mundo a reconheça e a aprecie;
- Tem dificuldade de expressar-se com palavras;
- Pode ser arrogante.

O lado forte da personalidade dos Adultos Índigo:

- É perseverante e cumpridora;
- É honesta e íntegra;
- Entende a vida como algo muito sério;
- Tem senso e valor pessoal;
- Possui capacidades extrassensoriais;
- É uma pessoa muito intensa;
- Compreende a natureza de seu próprio Ser e sua relação com o Universo.

Questionário: será que eu sou mesmo um Adulto Índigo?

Existe um questionário que pode ajudá-lo, caro leitor, a identificar-se como Adulto Índigo. Ele foi elaborado pela Dra. Mariella

Norambuena, terapeuta transpessoal chilena e coordenadora da Niños Índigo Chile[1], com a colaboração da psicóloga Ester Munizaga.

Leia atentamente cada afirmação e marque com um X em **Verdadeiro (V)** ou **Falso (F)** conforme corresponda. Se escolher Verdadeiro quer dizer que se identifica com essa situação ou característica, se escolher Falso quer dizer que não se sente representado com a característica descrita.

Lembre-se de que não existem respostas corretas ou incorretas. Não se esqueça de responder a todas as perguntas!

Nº	Afirmações	V	F
1	Fui considerado pelos demais como um adolescente problemático.		
2	Minha mãe conta que, antes de nascer, eu lhe disse qual era o meu nome.		
3	Sempre fui rebelde e contestador. Custa-me respeitar às normas.		
4	Sinto um amor profundo pelas crianças e pelos animais. Existe uma conexão especial com eles.		
5	Aprendo facilmente de forma exploratória e experimentando. Resisto a aprender de memória.		
6	Tenho um olhar profundo e penetrante.		
7	Em geral, é difícil concentrar-me. No entanto, se algo me interessa, consigo concentrar-me com facilidade e persevero até que consigo o que me proponho.		

[1] Dra. Mariella Norambuena é diretora e fundadora do Centro Niños índigo Chile, que tem como propósito difundir a temática relacionada a Crianças índigo e Cristal e desenvolver uma metodologia educativa que sirva às necessidades de todas as crianças da América Latina. www. ninosindigochile.cl e info@ninosindigochile.cl.

8	Necessito passar um tempo sozinho, sinto que poucas pessoas entendem minha necessidade de solidão.		
9	Sou capaz de antecipar-me às situações, em geral eu uso minha intuição.		
10	Tenho tendência a evitar as multidões; as aglomerações de centros comerciais, do metrô em horários de pico, os engarrafamentos, os ônibus cheios etc. me fazem mal.		
11	Sou capaz de perceber, de adivinhar o que os demais sentem e/ou pensam.		
12	Sou sensível e/ou alérgico a alguns alimentos, produtos químicos, luz solar e frequências eletromagnéticas (rádio, TV, microondas etc.).		
13	Não suporto mentira e manipulação.		
14	Sou muito sensível e a intensidade de minhas emoções faz-me sentir vulnerável.		
15	Concentrar-me nas aulas me custava muito, entretanto, se eu me apaixonasse pelo assunto, aprendia tudo com muita rapidez.		
16	Necessito estar diariamente em contato com a natureza, sinto que isso me equilibra e limpa todas as energias não harmoniosas.		
17	Sinto-me à vontade com o caos que parece reinar em minha vida. Prefiro viver em mudança constante.		
18	Sinto-me desconfortável e incomodado quando outras pessoas brigam ou sentem emoções negativas. Quando chego a um lugar percebo logo a energia negativa (o baixo astral) que domina o ambiente.		

19	Necessito me sentir respeitado para poder respeitar os demais.		
20	Comunico-me com facilidade com meus guias e mestres espirituais. Sempre converso com eles.		
21	Desde criança me diagnosticam com Síndrome de Déficit de Atenção ou Hiperatividade ADD/ ADHD.		
22	Não dou minha opinião a menos que me peçam conselho. Não gosto de interferir na vida dos demais.		
23	Sempre tive problemas com a autoridade, questionando-a sempre. Necessito respeitar as lideranças para poder cumprir com as ordens.		
24	Não tolero ruídos altos, sons agudos e/ou gritos.		
25	Sempre me senti atraído pelo mundo espiritual.		
26	Quando me sinto irritado ou estressado, tomar um banho, nadar ou brincar na água me relaxa.		
27	Sempre fui muito curioso, necessito conhecer o porquê das coisas.		
28	Às vezes, eu costumava ter períodos de grande melancolia e tristeza.		
29	Em minha vida há certo caos e nem sei o motivo.		
30	Necessito vestir-me com roupas de fibra natural, outras roupas me irritam ou me carregam com eletricidade. Prefiro roupas cômodas e, se posso, evito vestir-me.		
31	Desde criança, expressava meus sentimentos e pensamentos não importando quem me escutava. Muitas vezes, tive de refrear essa característica.		

32	Prefiro consumir comida saudável e natural. Prefiro os vegetais a carne. Algumas vezes, os aditivos químicos me provocaram alergias, enxaquecas ou me deixaram irritável.		
33	Desde criança, sempre fui muito alegre, otimista e enérgico.		
34	Às vezes, me "desconecto", em especial em situações muito intensas e traumáticas.		
35	Em minha idade adulta mantenho a capacidade de fazer várias coisas ao mesmo tempo, o que é visto como dispersão.		
36	Necessito ajuda para aprender a conectar minha energia, por meio da atividade física, da natureza, dos esportes, das artes marciais, da yoga ou da dança.		
37	Sinto-me em harmonia com a natureza, tenho alto interesse pelos temas ecológicos.		
38	Custa-me muito expressar minhas emoções por medo de parecer diferente dos demais.		
39	Desde criança tinha amigos imaginários.		
40	A habilidade de tranquilizar e de curar os outros com minhas mãos sempre foi natural em mim.		

Tradução do questionário: Ingrid Cañete

Instruções de correção:

Marque um ponto para cada resposta Verdadeiro (V) e 0 pontos para cada resposta Falso (F).

Some as vezes que respondeu V nas perguntas ímpares, o resultado corresponde à sua pontuação Índigo. Some as vezes em que respondeu V nas perguntas pares, o resultado corresponde à sua pontuação Cristal.

Interpretação dos resultados:

Atualmente, a maioria dos seres humanos possui um percentual das características Índigo e Cristal. Se em cada grupo as suas respostas Verdadeiras foram superiores a 15, você é uma pessoa que se identifica ou manifesta características desse grupo. Uma tendência não exclui a outra, entretanto, com a experiência em seminários e cursos, tenho observado que as pessoas mostram alto percentual de um grupo em relação ao outro. Nas pessoas que apresentam o mesmo percentual em ambos os grupos, tenho observado que estão atravessando um processo de mudança vital.

As pessoas que responderam como Verdadeiras menos de 15 questões, não necessariamente indica que não estão presentes em sua vida, senão que não são as que predominam nessa etapa de sua vida.

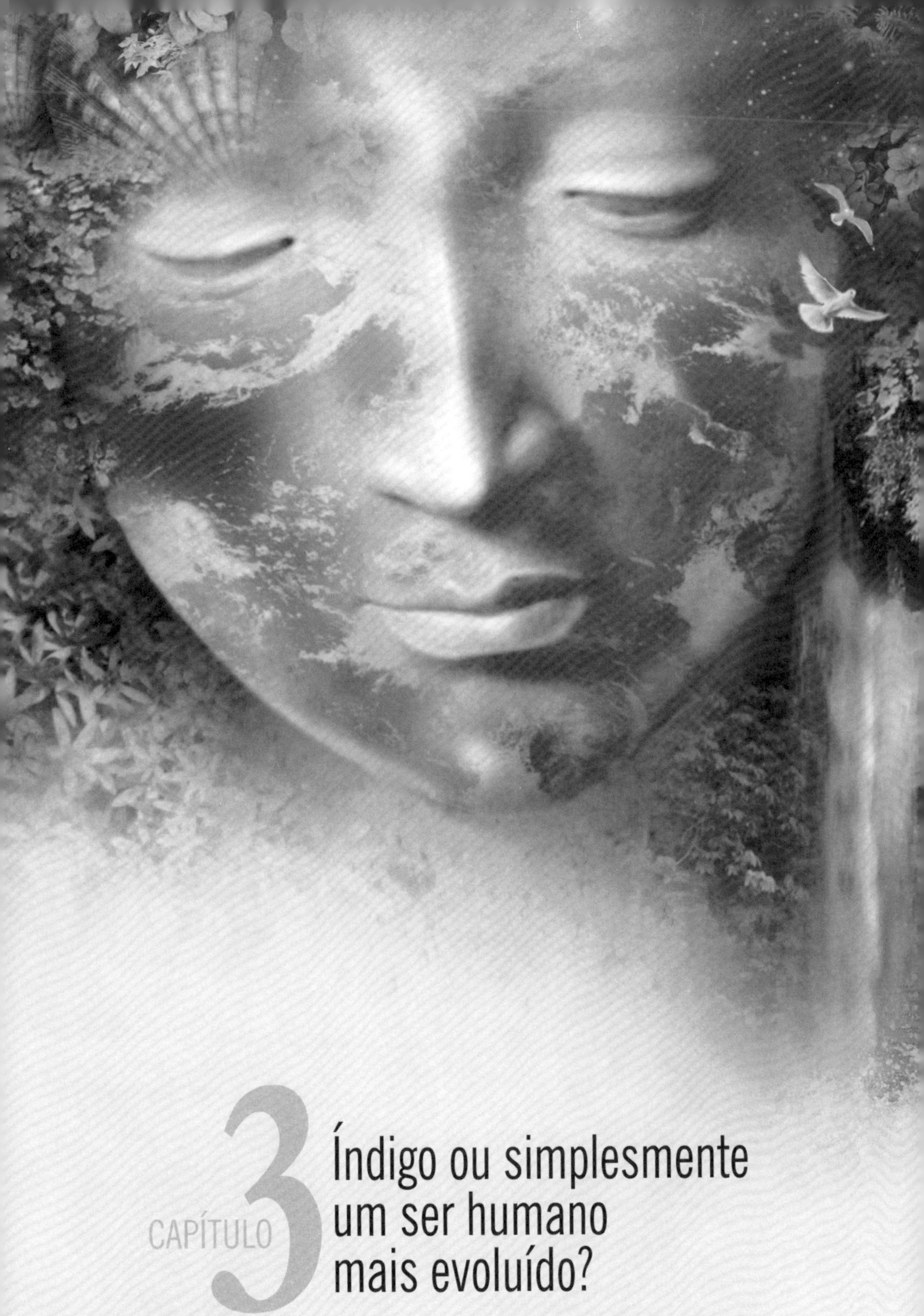

CAPÍTULO 3

Índigo ou simplesmente um ser humano mais evoluído?

Sonhar é acordar-se para dentro.

O tempo é a insônia da eternidade.

Mário Quintana

A frequência espiritual Índigo sempre existiu na Terra, como uma Qualidade energética. E o exemplo mais conhecido talvez seja o de Jesus Cristo, que marcou época com sua presença entre nós.

A partir de 1941, essa frequência energética voltou a atuar outra vez no planeta e, assim, apareceram os grandes gênios, mestres, seres privilegiados que marcaram gerações, conforme assinala Josenildo Ferreira de Carvalho, estudioso do tema e autor do livro *Crianças Índigo – os filhos de um novo tempo* (2003, p.38).

A partir de 1970, começaram a chegar crianças dessa frequência vibratória em grande quantidade, as quais são hoje adultos, os Adultos Índigo. Esses adultos estão em nossa sociedade como pais, professores, educadores, ou estão atuando junto a esses grupos por meio de uma visão e postura transdisciplinar e transpessoal, visando influenciá-los de algum modo no sentido dos paradigmas na educação e em todos seus processos. Os Adultos Índigo estão entre nós atuando e interferindo de muitas formas para apressar a criação de uma pedagogia mais avançada e adequada às necessidades das novas gerações, que representam a espécie humana modificada.

Esses adultos são altamente intuitivos, persistentes e obstinados quando se trata de realizar, de fazer o que sabem que é preciso ser feito. Eles têm a perfeita noção da urgência e representam bem a expressão: Ser é fazer. Os Adultos Índigo são quem são, na medida em que agem, encurtando a distância entre o pensamento e a ação. Eles concretizam, criam e experimentam. Têm essa necessidade da realização prática, de fazer acontecer. Nada de deixar para amanhã!

Segundo a antropóloga e pesquisadora Noemi Paymal (ex-presidente da Fundação Índigo do Equador e Presidente da Fundação intercultural AMERIKKUA da Bolívia), os Adultos Índigo saudáveis ilustram bem um ditado Aymara – população nativa da Bolívia que detém e pratica a sabedoria ligada às raízes, conectadas à Terra e às leis do Cosmos e onde estão nascendo muitos Índigos:

Primeiro faz, depois sente, depois pensa.
Eles te corrigirão no caminho.

Mais adiante, abordaremos a trajetória e o desempenho dos Adultos Índigo no mercado de trabalho, seus desafios e suas realizações.

Vou propor o seguinte exercício de reflexão e de identificação por julgá-lo importante para a expansão e o aprofundamento do tema.

Minha proposta é ajudar, facilitar o encontro de você com seu Eu Interior, aquele que você talvez tenha relutado muito em aceitar, a quem você resistiu, aquele Eu com contra o qual você lutou muito e que talvez até lhe tenha sufocado, todos esses anos, devido ao medo de ser diferente dos outros, o medo de ser melhor do que os outros.

Vejamos, então, como você se sente hoje:

• Continua procurando algo que o faça se sentir inteiro como pessoa, homem ou mulher.

• Segue ao longo de tantos anos buscando ser ou estar por inteiro, onde estiver.

- Sente que ainda está procurando sua verdadeira vocação, sua missão nesta vida.
- Percebe que é muito inteligente, tem uma imensa energia, inúmeras habilidades, visão, intuição e sensibilidade especiais; no entanto, não consegue se encaixar em uma profissão do tipo padrão, nem consegue corresponder, por muito tempo, a padrões preestabelecidos.
- Não consegue se conformar nem corresponder às expectativas do meio, especialmente o profissional.

Se você se identificou com essas características, se já sofreu muito por isso, se essas questões seguem povoando sua mente e são o foco de suas reflexões e meditações, certamente você é um **Adulto Índigo**. E mais:

- Se mesmo tendo sofrido diante de constrangimentos e das mais variadas espécies de barreiras ao longo de sua vida você continua sentindo uma força avassaladora que vem lá de dentro e o impulsiona a ir em frente...
- Se mesmo diante de tantas adversidades, de trocas de emprego, de funções e de constantes questionamentos e caos ao redor, você intui que deve seguir adiante, pois está aqui para provocar esse movimento, está destinado a ser um "rompedor de fronteiras" e a viver e a conviver com a sensação de ser um "estrangeiro" em sua própria terra... É praticamente certo que você seja um **Adulto Índigo**.

Atualmente, segundo José Manuel Piedrafita Moreno, muitas das pessoas que são Trabalhadores da Luz ou Guerreiros da Luz são Índigo ou Índigo-Violeta, ou seja, têm os dois tipos de energias integradas, podendo tanto trabalhar tanto com as vibrações atuais quanto com as vibrações que estão chegando ao planeta.

A função dos Adultos Índigo

A função desses adultos é ser uma ponte energética da vibração antiga para a moderna, ajudando e facilitando o processo de mudança vibracional de nosso planeta, uma vez que possuem o dom de atuar com as duas frequências energéticas. Os Adultos Índigo devem preparar o caminho para facilitar a chegada das crianças ao plano físico e para tornar a encarnação o menos traumática possível. Portanto, como já mencionado, sua atuação deve ser, especialmente, junto aos pais e educadores visando a criação de uma Nova Educação.

Os Adultos Índigo representam e indicam um novo estágio na evolução da espécie humana, de acordo com James Twyman. O autor afirma até mesmo que, entre os Adultos Índigo, devemos perceber um novo grupo, que está chamando de Geração Yes!, e que tem, em sua maioria, entre 25 e 32 anos de idade. Eles são os responsáveis por liderar um movimento de formação de massa crítica com fins de resgatar ou despertar para os valores espirituais. É um movimento de expansão da consciência da humanidade que lhes conduzirá ao acesso a valores espirituais e, consequentemente, à mudança de atitude diante da vida. Eles são artistas e visionários, músicos e diretores de cinema, e suas contribuições podem ser vistas em todos os lugares atualmente, conforme Twyman.

Autor de *As Crianças Psíquicas*, entre outros livros e filmes sobre o tema, ele afirma ainda que alguns exemplos da Geração Yes! podem ser vistos no filme produzido e dirigido por ele, que se chama *Índigo Evolution* (Evolução dos Índigos). Twyman é, ele próprio, um representante dos Índigos, é músico, escritor, diretor e produtor cinematográfico, e também peregrina pelo mundo levando grupos de meditação com ele, visando à promoção da paz mundial (www.belovedcommunity.com).

A Geração Yes! mostra seus talentos desde muito cedo e aplica seus dons e para inspirar e para transformar o mundo. É a geração que vem ampliar e avançar em relação à atuação da Geração X, que a antecedeu e que se caracterizou por carecer de direção e de inspiração.

De acordo com Twyman, amparada pelo contexto social e político predominante hoje no mundo, a Geração Yes! possui direção e inspiração. O Universo está conspirando para nos colocar diante da extrema polaridade, nos confrontar e nos conduzir da energia de separação em direção à energia da união e da compaixão.

Assim como as Crianças Índigo necessitam de nosso suporte e apoio para realizar sua missão, a Geração Yes! necessita que se crie uma ponte entre todas as gerações para a realização da missão que todos nós compartilhamos. E os meios que a Geração Yes! dispõe para realizar sua missão são justamente a música, a dança e a arte.

James Twyman ainda sugere que, além de assistir ao filme *Índigo Evolution*, entremos no site www.indiaarie.com para apreciar a jovem musicista indiana chamada Índia Arie, já indicada para o prêmio Grammy 12 vezes.

Dois grupos de Índigos

Enquanto nos apresenta com grande entusiasmo esse grupo novo de Adultos Índigo, com uma missão específica, Jerônimo R. Ocampo[2] explica-nos que os Adultos Índigo e Cristal são formados por dois grupos. Primeiramente, temos os Índigos que nasceram nessa frequência e que agora estão fazendo sua transição para a frequência Cristal. Isso significa que estão passando por um processo de transformação que desperta sua Consciência Cristal e que os une às Crianças Cristal como parte de uma onda evolutiva de mudança.

O segundo grupo é composto por aqueles que avançaram no processo evolutivo por meio de seu próprio trabalho duro e que

[2] Jerônimo R. Ocampo, Rede Argentina de Luz, que é uma rede de estudos sobre o tema, texto recebido pela internet.

diligentemente seguiram seu caminho espiritual. Isso equivale a dizer que todos nós temos o potencial de ser parte do crescente e florescente grupo de "Anjos Humanos".

O DNA dos Índigos

Desde a década de 1980, como vimos, vêm nascendo, de forma massiva, Crianças Índigo. Muitas dessas crianças são hoje Adultos Índigo. Representam, de acordo com o Dr. Egídio Vecchio (2005, p. 161), um novo tipo de ser humano, com uma nova natureza que surge de seu DNA potencializado e capacitado, que possui uma nova e mais focalizada missão: ir preparando e criando a paz no planeta. A força de nosso DNA, em seu nível de massas, nunca alcançou uma vibração energética suficiente. Tratava-se de um código genético inibido, afirma Vecchio, ou seja, não tinha condições naturais de vencer o medo seminal (existencial), a culpa transmitida de geração para geração, o que sempre acabava gerando mais dor e sofrimento (2005, p. 161).

Segundo o autor, faltava energia genética espiritual suficiente para ativar a transformação e a evolução de nossa espécie. Vecchio lembra que Kryon (entidade angélica espiritual canalizada pelo americano Lee Carroll), por meio de seu canal Lee Carroll, que a ciência já está oferecendo essa nova energia a qual está despertando as células, ativando dons e capacidades antes adormecidas. "Vocês têm a capacidade de encontrar meios de viver mais, de desenvolver órgãos como o Timo Imunológico e o DNA capacitado."

A vibração Índigo

A vibração Índigo é uma qualidade energética que pertence a uma alta vibração espiritual originada em um espaço dimensionalmente superior. Como sabemos, um ser humano pode afetar outros seres humanos com sua energia. Assim, a chegada de um número crescente de seres que vibram nessa frequência mais elevada permitirá, cada vez mais, que tanto adultos quanto crianças evoluam e elevem sua própria frequência vibracional, expandindo seu estado de consciência.

Muito bem, mas como podemos compreender melhor de que forma isso é possível e como isso está acontecendo conosco, aqui e agora?

É o que pretendemos explicar e esclarecer um pouco mais, de forma breve, para você, leitor.

Apresento a seguir algumas ideias e conceitos que visam dar suporte ao entendimento dessas e de outras questões que abordarei, relacionadas ao processo evolutivo pelo qual a humanidade está passando. O tema é, a um só tempo, simples e bastante complexo, assim, empreendo aqui um esforço para tornar claros alguns conceitos e ideias, sem, porém, me estender excessivamente.

Em primeiro lugar, é importante destacar que somos seres multidimensionais. A multidimensionalidade pode ser explicada a partir de diferentes perspectivas, e é importante salientar que é desafiador conceituar ou definir essa expressão. Para mim, neste contexto, interessa saber que a multidimensionalidade se refere à possibilidade de múltiplas vidas vividas simultaneamente, em sistemas de coordenadas espaço-temporais diferentes e separados. Isso significa que vemos passado, presente e futuro existindo ao mesmo tempo, pois nossas experiências vitais estão todas acontecendo em realidades paralelas, ao mesmo tempo, aqui e agora. A separação dessas vidas múltiplas têm lugar apenas dentro de nosso conceito terreno de tempo e dos limites de nosso conhecimento relacionado ao grau de consciência do momento. As diferentes experiências vitais permanecem, de algum modo, conectadas por um fio comum que nos une ao núcleo central de nossa Essência, a de um ser espiritual, de acordo com Peggy Phoenix Dubro e David Lapierre (2002, p. 63 e 64).

UNIVERSOS PARALELOS E DIFERENTES NÍVEIS DE CONSCIÊNCIA

Se você já assistiu ao filme *Quem somos nós?* certamente vai se lembrar das referências feitas à existência de realidades ou universos paralelos, e de que a realidade é constituída de infinitas possibilidades. Quando não estamos olhando e focando nossa atenção, a "realidade" é constituída de ondas. e quando olhamos e dirigimos nossa atenção, então, a realidade torna-se partícula, ou seja: concretiza-se como matéria física. O nosso estado de consciência predominante no momento é o que determina se nossa percepção se ampliará ou ficará limitada e restrita. E, de acordo com Charles Tart, os estados de consciência são sistemas feitos de subsistemas e estruturas. Certa quantidade específica de energia sob a forma de atenção pode manter determinando estado de consciência ou provocar a ruptura desse sistema, levando o indivíduo para outro sistema ou estado de consciência.

Existem infinitas dimensões ocupando o mesmo espaço dimensional, da mesma forma que inúmeras emissoras de rádio emitem ondas aéreas e ocupam o mesmo espaço, que é chamado de *hiperespaço*. O *hiperespaço* pode ser entendido como as dimensões que se encontram além das três dimensões habituais de espaço e tempo. Não há espaço nem tempo, e todas as ações/atividades são instantâneas. É o local que pode conter dois ou mais espaços tridimensionais no mesmo lugar, espaço e tempo.

Assim, como nos sinais de rádio, todos ocupam o mesmo lugar, porém, são diferenciados por características de frequência, fase ou amplitude. Cada característica diferente é uma nova dimensão para a existência de um padrão de vibração, e cada sinal requer um sistema de circuitos específicos para a sintonização. Assim, também os sentidos humanos funcionam dentro de certos padrões e limites vibratórios.

De acordo com Dubro e Lapierre (p. 65), a única forma de acessar a uma dimensão é possuindo um sintonizador adequado. Um sintonizador limitado é totalmente ignorante da existência de outras dimensões, até mesmo enquanto está imerso no mesmo hiperespaço. A evolução humana está caracterizada pelo descobrimento da existência de novas dimensões e de circuitos sintonizáveis dentro de nossas dinâmicas energéticas.

A realidade, portanto, é muito mais e vai muito mais além do que nossos sentidos físicos são capazes de registrar. Nossos sentidos limitam a capacidade de se conhecer a miríade de dimensões que nos cercam. Tais dimensões são acessíveis desde nossa própria configuração multidimensional. A consciência em expansão abarca o entendimento de que podemos alterar conscientemente nossa dinâmica arquitetônica interna.

A MULTIDIMENSIONALIDADE E A PERCEPÇÃO DA REALIDADE

É importante acrescentar a noção de que a multidimensionalidade está relacionada com a existência de uma hierarquia de influência que há no tecido ou na estrutura da realidade, e que a realidade é um termo amplo que inclui a realidade que percebemos e a realidade que não percebemos, conforme Dubro e Lapierre (2002, p. 66).

Assim, temos a necessidade de compreender que existe um *espaço dimensionalmente superior* que nos coloca em uma perspectiva vantajosa e nos proporciona uma visão global, universal e holística. Nessa perspectiva, não existe distinção entre observador e observado, e nos convertemos em observador e observado ao mesmo tempo.

Do espaço dimensionalmente superior apreciamos a grandiosa visão – a poesia e a razão desta experiência chamada vida na Terra do século XXI. É nosso grandioso propósito recordar e reconectar nossa própria essência multidimensional individual? (Dubro e Lapierre, p. 69).

Uma analogia: se observarmos um quadro da perspectiva de espaço dimensionalmente superior, poderemos ver a imagem completa, ao passo que no espaço inferior veríamos ou estaríamos conscientes apenas dos pequenos detalhes.

Nosso cérebro exibe tais propriedades dessa analogia e a chave do ótimo funcionamento do cérebro é que ambos os aspectos, inferior e superior, funcionem em harmonia para que possamos experimentar conscientemente nosso grande potencial. De acordo com os autores Dubro e Lapierre (p. 70), o que observamos como atividade eletromagnética no cérebro (como a observada na atividade medida pelo E.E.G.) não é mais do que um reflexo de uma oculta função cerebral de espaço superior. O eletromagnetismo é um reflexo da atividade na quinta dimensão. Essa atividade oculta não pode ser medida nem quantificada mediante os meios convencionais.

Nós, humanos, como seres multidimensionais, possuímos elementos em nossa essência que residem nesse espaço superior. Tais elementos proporcionam mecanismos de orientação e de assistência na alteração de nossas vidas.

Estamos equipados com ferramentas eletromagnéticas de acesso ao espaço superior ou hiperespaço, e o acesso com essas ferramentas permite que funcionemos mais conscientemente como seres multidimensionais, formando nossa realidade.

Nós temos habilidades inatas hiperespaciais, e nossa intenção nos conecta conscientemente com nossos mecanismos hiperespaciais. A intenção serve para guiar e dirigir energias cruzando portais interdimensionais. E, assim, criamos o maremoto que altera o espaço e o tempo, enviando novos eventos à realidade de nossas vidas.

O exercício de navegar por meio do espaço multidimensional superior se converte em um processo interdimensional. Para entender nossa interação com os outros seres humanos, precisamos dirigir nossa atenção ao hiperespaço, uma vez que os fenômenos eletromagnéticos e o magnetismo humano se originam no espaço superior.

De acordo com Dubro e Lapierre (p. 73), a Física atual está começando a relatar esses fenômenos interativos que ocorrem no espaço superior.

A evolução humana e a nossa codificação genética

Vale acrescentar que a luz e o campo eletromagnético são reflexos e vibrações da quinta dimensão, e que ambos os fenômenos são portadores da codificação de informação dimensional superior. Ambos afetam e influem na expressão e na organização da matéria na realidade física, de acordo com os autores (p. 77).

Por intermédio das chamadas capas dimensionais, existe o potencial de interpor filtros ou lentes que individualizam a expressão do propósito de vida individual. É possível que esses filtros se relacionem com certas limitações físicas ou mesmo com melhores atributos ou capacidades específicas que serão essenciais para satisfazer um propósito de vida concreto.

Atualmente, já sabemos que o potencial de transformação evolutiva genético já foi documentado nas crianças de hoje e em parte da população adulta também. Uma terceira hélice dentro do DNA foi convertida agora em uma presente realidade evolutiva.

Conforme a Dra. Berrenda Fox[3], estamos vivendo uma mudança evolucionária – de acordo com geneticistas, grandes mutações que não ocorriam desde que saímos da água. Há alguns anos, na cidade do México, houve uma convenção de geneticistas de todo o mundo e o tópico principal, segundo Dra. Fox, foi a mudança no DNA.

[3] Dra. Berrenda Fox: médica com doutorado em Fisiologia e Naturopatia e praticante da medicina holística no The Avalon Welness Centre in Monte Shasta, Califórnia, e fez pesquisas com amostras de sangue de inúmeras pessoas que comprovam o surgimento de novos filamentos do DNA humano.

Vejamos um trecho da entrevista da Dra. Fox que consta no referido artigo:

Todas as pessoas têm uma dupla hélice de DNA. O que estamos descobrindo é que há outras hélices sendo formadas. Na dupla hélice, existem duas sequências de DNA enroladas em uma espiral. Meu entendimento é que iremos desenvolver doze hélices. Durante esse tempo, que parece ter começado entre 5 a 20 anos atrás, temos sofrido uma mutação. Essa é a explicação científica. É uma mutação da nossa espécie em algo para o qual o resultado final ainda não é conhecido. Segundo Dra. Berrenda Fox, tais mudanças ainda não são do conhecimento da opinião pública, pois a comunidade científica acredita que isso seria assustador para a população.

Independente da decisão da comunidade científica, o que se sabe é que a médica confirma que as pessoas, todos nós, estamos mudando em nível celular. Ela afirma estar trabalhando com três crianças que possuem três hélices de DNA.

Sabemos que, historicamente, a religião declarou que a Terra, além de plana, era o centro do Universo, e foi contrária a muitos dos avanços científicos. Assim, as mudanças processaram-se muito lentamente. Galileu só foi "perdoado" pela Igreja há poucos anos e a maioria das Igrejas e religiões permanece contrária ao ensino da teoria da evolução nas escolas, como bem ressalta o geneticista Dean Hammer, autor do livro O gene de Deus. Será que estamos condenados a repetir os erros do passado? A pergunta é feita por este autor e também por mim e por muitos outros pesquisadores e autores verdadeiramente comprometidos com a verdade.

A maioria das pessoas, eu e você, sabemos e sentimos que profundas mudanças estão em marcha e que elas passam por nós deixando significativas e irreversíveis marcas. Além disso, muitas religiões têm observado, e as escrituras, as profecias mayas, entre outros documentos, nos revelaram e nos advertiram sobre as mutações que sofreria a espécie humana em determinada época, a fim de que pudesse dar um salto evolutivo. A mutação é positiva, diz a Dra. Berrenda Fox, nós temos certeza disso, mesmo que física, mental e emocionalmente possa ser mal-entendida e assustadora.

Quanto às crianças de agora, a médica faz esclarecimentos: elas podem mover objetos pela sala apenas se concentrando neles, ou podem preencher copos com água apenas ao olhá-los. Elas são telepatas e podem ser consideradas angélicas ou super-humanas, mas não o são. Eu acho, diz a Dra. Fox, que elas são aquilo em que nos transformaremos nas próximas décadas.

Sobre os adultos, a Dra. Fox afirma que a maioria dos que nasceram antes de 1940 não serão capazes de fazer essa mudança, mas que eles iniciaram o processo para as gerações seguintes, dando-lhes a capacidade de formar a terceira hélice durante seu tempo de vida. Nossos sistemas imunológico e endócrino são a maior evidência dessas mudanças. Alguns adultos que testei em minhas pesquisas com testes imunológicos e terapia já têm outra hélice em formação, outros já têm a terceira hélice formada. Tais pessoas estão passando um processo de transformação em suas consciências e corpos físicos, pois essas duas coisas são, na verdade, uma só.

No entanto, estamos falando de mudanças, de profundas mudanças em nossa natureza! Mudança é algo sempre difícil para o ser humano, embora a história revele que a disposição para mudar faz parte da nossa natureza, como afirma o cientista Gregg Braden (2006, p. 219), autor do maravilhoso e revelador livro O código de Deus.

No entanto, mesmo diante de tantas mudanças e ameaças externas crescentes à nossa existência, precisamos de uma razão para acreditar que ela, a mudança, pode realmente ser feita. Precisamos de um sinal de que ela é possível!

Esse sinal, segundo Gregg Braden, pode muito bem ser a comprovação por meio das pesquisas que ele realizou durante 12 anos e que agora comprovam a existência de um código de Deus presente, muito vivo, em nosso DNA, em cada célula de nosso corpo. Independente de credo, cor, nível social, cultural, partido político ou time de futebol, todos nós somos iguais, somos ligados pela presença do nome de Deus codificado em nossas células! A mensagem contida em nosso DNA é exatamente a mesma na língua hebraica e na língua árabe, e encontra correspondência nos elementos químicos assim como nos valores numéricos equivalentes. O texto da mensagem contida em nosso DNA é "Deus/Eterno dentro do corpo". Tal descoberta é, sem dúvida alguma, parte de todo esse movimento de mudança em que estamos envolvidos, em que somos, ao mesmo tempo, autores e atores. Não é por acaso que essa descoberta está vindo à tona e sendo divulgada neste momento de nossa história, juntamente com descobertas como essa de que nosso DNA está sendo ativado, potencializando, assim, dons adormecidos em outras gerações de humanos.

Nas palavras da Dra. Berrenda Fox, "a Terra e todos que aqui vivem estão aumentando sua própria vibração. Muitas das crianças nascidas recentemente têm seus corpos magneticamente mais brilhantes. Aqueles de nós, mais velhos, que escolhermos mudar teremos de passar por diversas alterações físicas".

Na verdade, tais alterações físicas referidas pela Dra. Fox já estão em marcha há alguns anos, e todos nós estamos percebendo, "sentindo na pele", como se diz popularmente. Exemplos dessas mudanças são inúmeros sintomas físicos que se refletem também em nosso emocional, mental e espiritual, os quais não são apontados, na maior parte das vezes, em exames clínicos, em que não há alterações significativas que permitam um diagnóstico seguro e preciso por parte dos médicos. Muitos desses sintomas aparecem e desaparecem da mesma forma como surgiram, de repente. Além disso, todo dia vemos surgir "doenças" muito estranhas, causadas por agentes até então desconhecidos ou pouco conhecidos da ciência médica. Esses quadros indefinidos e estranhos, que abalam nossa saúde, estão dando muito trabalho e enchendo os médicos e cientistas da saúde de perguntas para as quais ainda não há respostas precisas e seguras.

Tal transformação é o resultado de que a Consciência/Espírito está escolhendo alterar a natureza dos filtros que intercederam na manifestação do indivíduo como ser físico. Assim, o potencial para manifestar a perfeição existe sempre.

Na medida em que o propósito da alma de determinado ser evolui e requer um veículo melhorado para sua expressão física, essa evolução se torna possível por meio da transmutação da matéria.

É justamente a cooperação intencional de elementos conscientes espirituais que organizam os padrões energéticos requeridos para criar mudança e transformação em nossos níveis físicos. Tal entendimento nos permite cocriar ativamente um novo amanhã, liberando-nos de nossas limitações (Dubro e Lapierre, 2002, p. 78).

Tudo o que foi aqui exposto, caro leitor, tem como objetivo ampliar os horizontes a respeito de quem somos nós, seres humanos em franco processo de evolução. Desejamos que essas informações abram caminho para novas perguntas e que nos conduzam a respostas ainda mais avançadas. Afinal, nós, os Adultos Índigo viemos com uma missão já bem definida: romper fronteiras, quebrar paradigmas, questionar regras, abrir caminhos, atuando como líderes e pioneiros.

Os Adultos Índigo, especialmente aqueles que já atingiram a maturidade, precisam tomar consciência e assumir a si próprios, não como seres que têm algo de errado e sim como seres diferentes, que nasceram diferentes intencionalmente para poder realizar a missão de ajudar a mudar o sistema vigente e de programar a nova energia atuando como "advogados" das novas gerações, como afirma a educadora americana Wendy Chapman.

Os Adultos Índigo, assim como as Crianças Índigo são agentes de mudança, e como tal se encontram fazendo parte de qualquer caminho da vida, dentro de qualquer contexto social ou de trabalho. Eles continuam nascendo em todas as raças, culturas e níveis sociais, sem distinção. Sua energia e frequência servirão como ponte entre as diferentes realidades e dimensões.

Se um dia

Tiver que voltar

Em muitas quero me transformar

Nenhuma

Eu vou querer ser

E todas reverenciarei

Eu me lembrarei

Na hora chegada

Da vida partida

Daquelas, de todas

Que em mim estarão

Jamais seguirei nessa vida

A corrente de alguém que não sei

Que não sou e que

Não serei

Quem sabe?

Quem sou?

Ingrid Cañete

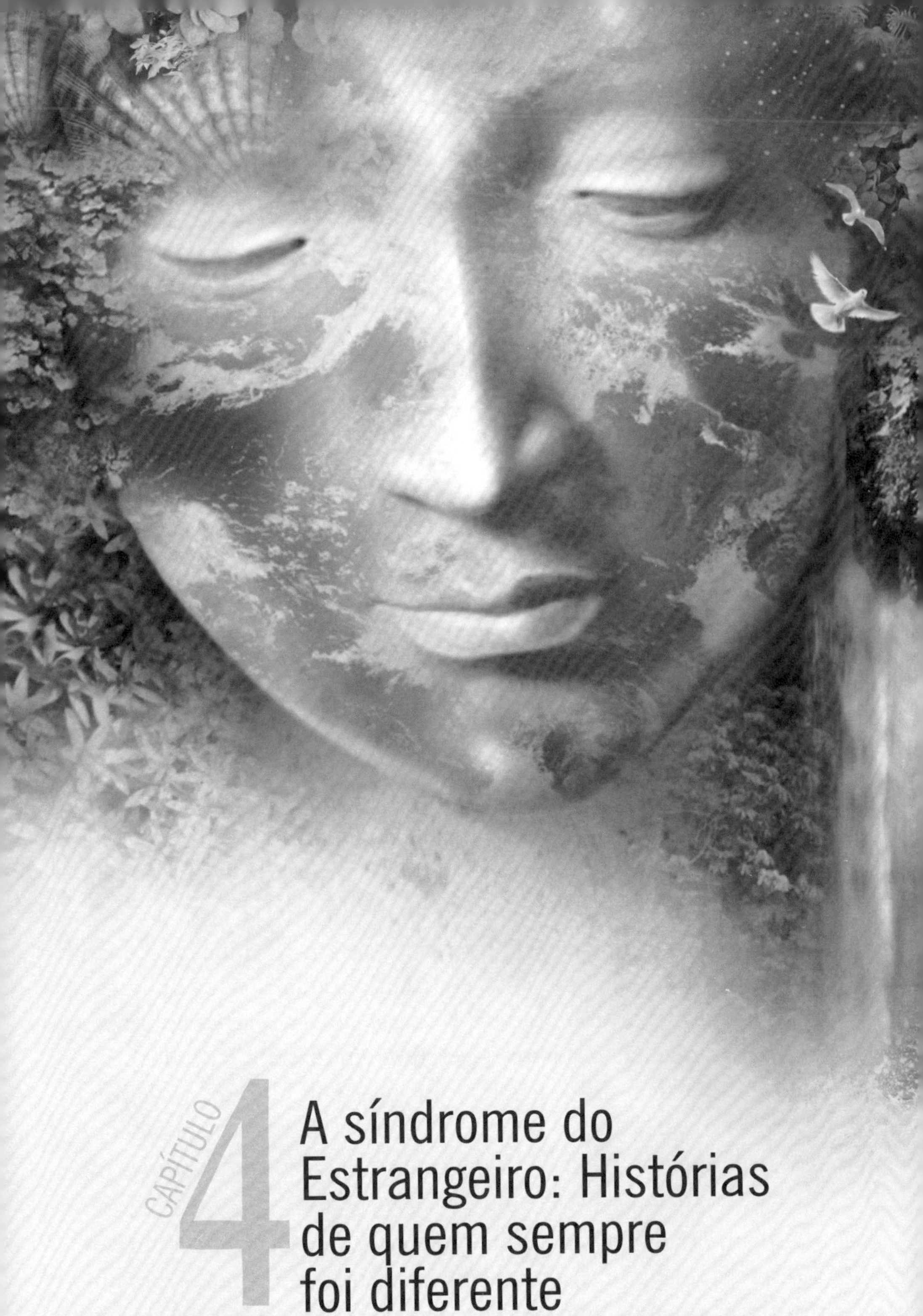

CAPÍTULO 4 A síndrome do Estrangeiro: Histórias de quem sempre foi diferente

Neste capítulo, apresentarei a você, leitor, alguns depoimentos interessantes de Adultos Índigo. Alguns são mais marcados pela dor, pela ansiedade e pela angústia de querer ser e de querer realizar algo que é urgente, mas que não conseguem saber o que é. Outros revelam com clareza toda a energia, a vivacidade, a graça e o humor dos Índigos. E outros, ainda, são simplesmente divertidos na medida em que são um espelho para muitos de nós que se identificam com as situações vividas e, especialmente, com as reações e atitudes manifestas.

Os depoimentos aqui apresentados foram recebidos ao longo desses anos de estudo e pesquisa, e se multiplicaram após a publicação do livro intitulado *Crianças Índigo – a evolução do ser humano*. Diversos adultos que leram o livro me escreveram dizendo ter se identificado muito. Além disso, pediram ou sugeriram que escrevesse para eles sobre o tema Adultos Índigo, e se ofereceram para colaborar com seus depoimentos, visando a ajudar outros adultos com histórias semelhantes. Atitude, aliás, bem típica dos Índigos!

Bem, vamos então passar ao que eu costumo chamar de exercício do espelho, que acontece sempre que entramos em contato com outros seres humanos, por meio do diálogo pessoal ou virtual, ou até mesmo mediante narrativas testemunhais escritas, em que temos a oportunidade de nos vermos no outro, de nos identificarmos.

O exercício de espelhamento é extremamente terapêutico, se estivermos minimamente abertos mental e espiritualmente.

Antes de passar ao primeiro depoimento, desejo propor que o leitor observe, sinta e me diga, ou diga a si mesmo, se identifica em todas, ou quase todas as narrativas, um aspecto em comum: um sentimento profundo de ser distinto e estranho e a incômoda sensação de estar deslocado, tal como um "estranho no ninho", como um "estrangeiro" que chega a um país diferente do seu país de origem. Isso é o que podemos chamar de "Síndrome do Estrangeiro".

Depoimentos

Vejamos o que manifesta Vera, Adulto Índigo de 49 anos, em um desabafo com sinais de "urgência", com características de emergência espiritual e, ao mesmo tempo, manifestando algo tão sagrado quanto secreto.

> *Ingrid querida!*
>
> *Somente hoje criei coragem para escrever. Era para ti que deveria escrever, pois não quero, neste momento, dividir isso com a minha terapeuta, com uma amiga, com ninguém que não saiba exatamente como estou me sentindo. Não quero dar explicações nem me desculpar pelas coisas que estou sentindo. Quero a verdade; não fosse todos esses movimentos que sei que estamos passando, essa transformação, eu poderia abrir a DSM IV e incluir-me em todas as anomalias mentais que estão ali descritas. Primeiro, estou sentindo uma necessidade vital de estar só, sem fazer absolutamente nada, sem falar com ninguém. A imagem dos Andes não sai da minha mente. Estou vivendo abertamente entre essa dimensão e outra que*

não identifico, mas que tem a ver com curas, em que sou um instrumento de cura e, ao mesmo tempo, sou curada. Transito entre a natureza e tudo que vem dela, desde índios até a energia de luz que é muito forte...

Quero soltar-me, mas tenho medo de misturar-me a tudo isso e perder minha identidade... Uma parte minha está muito feliz por esse acesso, mas outra parte me limita e não me permite vivenciar esse fluxo de energia no qual estou inserida. Esse conflito gera imensa ansiedade, em que nenhum lugar ou companhia me satisfaz. Sinto-me presa. A sensação é que desejo tirar essa roupa que estou vestindo, pois ela não faz parte de mim. Reconheço que tenho compromissos com pessoas, instituições, família, mas, neste momento, gostaria de não ter nada. Somente eu comigo mesma. Querida Ingrid, não sei por que te escolhi e roubei teu tempo, mas eras tu quem me vinha à mente...

Um grande beijo em teu coração...

Vera

Neste outro relato, de Jane, Adulto Índigo de 35 anos, constatamos que, a partir da identificação do filho, a mãe também se identifica e passa a compartilhar sua história de vida, que soa como um "ufa! Até que enfim me encontrei!"

Cara Ingrid,

A partir da existência do meu filho Rafael e da leitura do o teu livro muito me identifiquei com a figura do Adulto Índigo Nasci em 1971 e, desde pequena, sempre fui "velha", no bom sentido, como identificou meu astrólogo.

Aos 4 anos fui para a escola muito feliz; minha mãe narra que estava ansiosa para começar a estudar. Lembro-me do meu entusiasmo a cada novo dia no colégio, onde permaneci até a oitava série. Marcou-me, profundamente, no chamado "prézinho", o dia em que a professora deixou toda a turma de castigo, sem recreio, porque um ou dois colegas estavam fazendo bagunça. Uma grande injustiça, porque criança de 4 anos deve brincar e, se a "aula" não é atrativa e causa desinteresse, o problema maior, no meu sentir, é do educador que conduz os trabalhos, sem falar no fato de que os demais, como eu, por exemplo, nada tinham nada a ver com a bagunça dos outros. Sempre questionei tudo e todos, desde muito novinha. Meu pai me adjetivou de contestadora.

Naquele cenário, um colégio pequeno, onde todos eram conhecidos pelo nome, inaugurei, aos 12 anos, o diretório estudantil e passei a presidi-lo. Era também a dançarina solo nas apresentações de final de ano. Cantava no coral.

No prédio onde residia, liderava as brincadeiras e era a professora de minhas amiguinhas.

Revendo minhas anotações daquela época, com 10/12 anos, notei que eu "filosofava" e fazia assertivas sobre a existência, com as quais ainda concordo. Sempre acreditei em Deus, em anjo da guarda, em forças e energias supremas que guiam nosso caminho, apesar da religião ou espiritualidade não ser pauta frequente em minha família de cinco irmãos. Sempre fui, nesse sentido, diferente.

Na pré-adolescência, na passagem para o segundo grau, houve uma quebra em meu caminho, que não foi muito bem assimilada por mim, e optei por não me envolver em diretório estudantil, dançar ou cantar. Acho que, passada a fase da inocência infantil, sempre espontânea e genuína, o destaque no grupo me gerou certa culpa, ou medo de não ser aceita no novo ambiente. Apenas me calei.

Graças a Deus, nunca experimentei drogas, embora convivesse com amigos drogados. Nunca bebi nem fumei.

Nos testes vocacionais de preparação para o vestibular, a indicação era a de que eu poderia desempenhar profissões ligadas à persuasão ou à arte.

Optei pelo Direito e me formei na UFRGS. Participei de centro acadêmico, mas sem muita empolgação. Desde os 25 anos sou advogada de Estado. Em meu trabalho, desempenhei funções de Coordenação e de Corregedoria, estou sempre buscando coisas novas, um novo setor de atividade, um novo desafio. No entanto, sofro muito com essa busca incessante, e cada vez mais tenho menos paciência com a estrutura lenta do poder público, com soluções vislumbradas que somente serão implementadas muito depois de amanhã.

Acabo contribuindo com o que posso, absorvendo a experiência de que preciso e buscando outra área de atuação.

Paralelamente, já fiz um pouco de espanhol, italiano e francês, mas não concluí os estudos e não sou fluente em nenhuma dessas línguas. Talvez trauma da quinta série, quando a professora de inglês ridicularizava os alunos pela pronúncia deficiente, pode?

Fiz duas especializações em áreas distintas do Direito.

Estudei um pouco de astrologia e coloco tarô, muito amadoramente, para minhas amigas. Frequento centro espírita e procuro rezar sempre.

Minha última invenção foi fazer aula de canto e teatro.

Contudo, volta e meia tenho uma profunda sensação de incompletude, de que falta algo, de que não explorei adequadamente meus potenciais, de que estou deixando algo passar. Sinto dificuldade de encontrar pessoas para trocar ideias sobre temas relacionados à espiritualidade. Já pensei em cursar filosofia, psicologia ou sociologia. Preciso fazer algo mais por mim e pelos outros, principalmente pelo meu anjo Rafael.

Peço desculpas por me estender tanto.

Meu longo relato serve para pedir tua ajuda, pois há muito tempo aguardo respostas e talvez não tenha sido por acaso que recebi tua obra para leitura (na véspera, pedi ao meu anjo da guarda uma luz que guiasse o meu momento existencial no aspecto profissional e a relação de maternidade com o Rafael). Então, lá vai:

Possuímos, meu filho e eu, o perfil que descreves em tua obra?

Como posso conviver mais com pessoas que se interessam pelo tema, há grupos de estudos, de debates?

Gostaria de fazer uma psicoterapia para destravar e resolver algumas coisas em mim e para me preparar melhor para educar meu filho. Já procurei terapia tradicional e penso não ter evoluído muito. Há algum profissional que possas me indicar com uma visão mais holística?

Ano vindouro penso em colocar meu filho na escolinha Arco-Íris, próxima à minha casa. É baseada em Waldorf. Achas interessante?

Agradeço muito tua atenção e aguardo tua resposta, se possível.

Um abraço,

Jane, 35 anos, Brasil

Vamos ver o que diz um jovem de 19 anos, Pedro, que após ler informações sobre os Índigos, me escreveu:

Que incrível! Eu fui descrito aí!

Eu sou exatamente assim, e não tem UM item sequer ali que não seja uma característica minha. Principalmente a parte de que eu gosto de trabalhos conjuntos, de liderar ou trabalhar sozinho (eu nunca gostei de competição, sempre odiei, e ser mandado é pior ainda, porque eu noto erros nas tarefas e não tenho autoridade para criticar ou modificar...).

Hehe, que "coincidência", não?

Hehe, um beijão

Pedro

O relato de Ana Teresa, Adulto Índigo de 47 anos, nos apresenta a identificação de toda uma família de Índigos e demonstra como é importante poder se identificar e como esse processo acalma a alma e dá novo fôlego e direção à vida.

Cara Ingrid,

Tudo bem com você?

Meus filhos, marido e eu estamos bem, obrigada.

Ótimo ter notícias suas.

Há cerca de um ano, comecei a ser atendida por uma psicóloga que há alguns meses sugeriu que eu lesse seu livro Crianças Índigo – a evolução do ser humano. Fiquei não só fascinada, mas encontrei respostas para a minha maneira de ver a vida, o meu jeito "E.T.", de como levo a sério minha intuição etc. Não só estou mais tranquila em relação a mim, mas, principalmente, em relação a meu marido e meus filhos. Agora entendo que a maneira que estou criando meus filhos, seguindo minha intuição, é coerente com o universo Índigo. Ficou clara a responsabilidade de ser e de educar um Índigo. Já conversei com meus filhos e lhes expliquei a responsabilidade que pesa em seus ombros e de como devem procurar cumprir sua missão de maneira amorosa. Assistimos a vários dos filmes sugeridos em seu livro.

Consegui identificar não só a mim, mas meus filhos e marido como Índigos lendo seu livro e observando as características ali descritas, onde nos encaixamos em quase sua totalidade.

Interessante que, hoje pela manhã, antes de ler seu e-mail, recebi uma cartinha do colégio onde meu filho mais novo (15 anos) estuda, pois ele não está com as notas esperadas pelos professores. Fiquei pensando em como dizer a esses professores que é muito difícil para uma criança Índigo, que possui atenção seletiva, conseguir se concentrar em aulas tão desinteressantes. Não posso falar isso sem ofender a escola, assim vou ter de ser criativa e contornar a situação. Também sei que se eu tentar explicar o que é ser Índigo, eles dirão que não aceito as "limitações" de meu filho e que sou louca por não querer lhe ministrar "Ritalina". Meu filho não é hiperativo, pelo contrário, ele é um adolescente supertranquilo que só presta atenção ao que acha importante, igual a mim. Claro que estou trabalhando no sentido de ele aprender a lidar com essa "dificuldade", pois a vida não é feita só das coisas que achamos importantes. É um longo trabalho, mas chegaremos lá. Foi por causa de meu filho que fui procurar atendimento para mim com uma psicóloga, pois comecei a desconfiar que eu fosse o problema de meu filho. Foi quando descobri que o problema não era eu, mas, sim, o comportamento que a sociedade alienada exigia de mim, aquela mãe que sufocava os filhos etc. Assim, eu agora entendi que devemos viver como os índios antigos e os animais, no ritmo da natureza, sem ansiedade nem culpas. Apenas respeitando a natureza e mostrando aos filhos o caminho amoroso a ser seguido é que chegaremos lá e cumpriremos nossa missão.

Sinto que meu filho mais velho (17 anos), muito responsável e amadurecido, está pronto para a vida, basta estar à disposição quando precisar de algum apoio.

Meu marido, por causa de um antibiótico (Dihidrostreptomissina), ficou surdo aos dois anos de idade (hoje ele tem 48), enfrentou muitos desafios, foi criado por um pai muito rígido, mas é uma pessoa meiga, está sempre à frente de seu tempo, muito inteligente e intuitivo.

Eu, sempre considerada "diferente" por amigos e parentes, agora entendo o que é essa "diferença"; estou muito feliz por ser assim, e entendo e aceito melhor minhas atitudes, a maneira que vejo a vida, minha intuição tão aguçada.

Nosso carinho, paz, harmonia e luz para você.

Ana Teresa, João, Danilo e Daniel

Vale a pena ler o depoimento de Luíza, eu transcrevi aqui exatamente como ela escreveu. Ela é um Adulto Índigo de 45 anos que revela, além do sentimento de ser uma estranha e suas experiências em relação a esse sentimento, também sua maneira inquieta e pulsante de energia que lhe faz, por exemplo, escrever de modo peculiar, quase sem pausas e saltando de um tema para outro, assim como pula de um curso a outro tentando canalizar sua elevada carga energética, sua curiosidade e interesse, buscando sua real vocação e missão.

Oi, Ingrid! Tudo bem?

Obrigada pela tão pronta resposta. A questão é que tem pouco tempo que "descobri" que sou Índigo. Na realidade, já sabia pela radiestesia, mas NUNCA fiz associação por pensar que só crianças seriam. Um terapeuta amigo meu por meio da radiestesia me falou e aí que soube que existem Adultos Índigo (pois tenho 45 anos). Daí comecei a ler vários artigos sobre Índigos e até encomendei livros na CASA ÍNDIGO. Adivinha, comecei a tomar a espirulina.

Sempre pensei que era "fora desse mundo", "doida". Eu não me rebelei na escola quanto ao comportamento, e não tinha notas boas. Era "esquisita". Quando chegava visita lá em casa, me escondia e ficava fazendo poemas (depressão) e tocando violão. Tinham colegas da minha irmã que nem me conheciam. Meu pai queria que eu fosse ao neurologista para me ver, pois meu pai era médico. Ele sabiamente não me levou. Mas, sem ele saber, eu fui assim mesmo, para saber se eu era normal ou não. O médico identificou um sono profundo, uma ausência (não tinha epilepsia, não) e me receitou Rivotril, que não tomei. Bebi bastante quando nova. Rebelei-me principalmente contra meu pai, que significava autoridade, a ponto de querer agredi-lo. Meu Deus, como me arrependo disso. Era muita raiva e eu não sabia do quê.

Comecei a gostar de estudar no último vestibular (fiz 3 ou 4). Fiz 2 ou 3 para medicina e 1 para farmácia. Estudei farmácia e me formei.

Trabalho em farmácia hoje. Há quase seis anos, "lá em cima" eles abriram minha cabeça no sentido de interesse por radiestesia, embora tivesse interesse por coisas ocultas desde pequena. Comecei a estudar radiestesia desde então, fiz reiki, estudo radiônica, Body Talk, comprei uma máquina kirlian e tenho que começar a atender. Tenho uma sala montada com entrada independente aqui em minha casa e ainda nada. Acho que sempre tive medo de estar com outras pessoas e o ego também fala, no sentido de ter medo de errar. Na realidade, são muitos medos que não sei de onde saíram. Estou fazendo tratamento de Body Talk e parece que está melhorando, mas tenho que melhorar muito mais.

Fiz, há mais ou menos um ano, uma terapia de aura-soma. Minha terapeuta viu que, depois de usar um óleo para trabalhar o passado, as coisas começaram a acontecer, ou seja, a mediunidade aflorou. Ela me recomendou a um terapeuta que faz regressão e estive com ele um ano, até dois meses atrás mais ou menos. Ele falava que eu nem poderia rezar, pois pegava "carga", "desencarnados"... que era igual a uma "esponja".

Estou fazendo yoga (saiu muita raiva na yoga) e meditação, e acho que é o que está me segurando. O que me atrapalha são os medos e a inércia.

Desculpe-me por escrever desta maneira, mas precisava contar isso, e mais alguma coisa que me lembre com o tempo para ver se alguém que entenda de Índigos pode me dizer se eu tenho que fazer mais alguma coisa.

Muito grata,

Luíza

E, para finalizar esta etapa de depoimentos, transcrevo literalmente, e acho que merece a nossa atenção e apreciação, o que nos relata o jovem de 16 anos, João Guilherme.

Oi, primeiro deixe me apresentar, sou João, também sou gaúcho, e li o seu livro Crianças Índigo.

Inicialmente, gostaria de contar uma breve história de minha evolução para chegar aqui. Por volta dos 12/13 anos de idade, comecei a indagar por conta própria sobre questões existenciais, religiosas e políticas (pois moro em uma cidade pequena e tudo roda em torno disso).

Desde cedo, lia bastante, procurava me informar, claro, praticamente nada do conteúdo escolar e sim extracurriculares. A partir daí, como disse, mergulhei de cabeça no mundo do conhecimento e do pensamento, comecei a procurar pessoas como eu, ainda desconhecendo muitas das doutrinas espíritas e céticas das quais hoje tenho grande base; enfim, lia e estudava sobre tudo dos mais diversos assuntos, de mecânica aos povos pleiadianos. Este ano, conversando com uma tia residente em POA, ela me contou que participava de um grupo que cultuava esse povo, mais evoluído espiritualmente, e resolvi me aprofundar nestes assuntos místicos, até que ela me emprestou seu livro, e disse que não me tratava mais como Criança Índigo e sim como Cristal, o que me deixou surpreso, tinha sim consciência do meu conhecimento, mas desconhecia meu próprio poder de comunicação e abrangência do assunto. Quero me aprofundar neste tipo de espírito mais evoluído.

Resolvi contatar você, pois na minha casa (moro com meu avô, avó e mãe) compreendo a situação deles, me pondo no lugar deles, mas quero trocar conhecimento com pessoas que realmente sabem o que guardo e que conhecem meu potencial.

Não sei se você já ouviu falar de Ricardo, escritor e diretor gaúcho, que está produzindo um filme sobre um livro, ele é meu tio e também me trouxe muitas influências desse lado místico.

Bem, não falei minha idade, tenho 16 anos, sou de gêmeos com ascendente em gêmeos. Comecei a transmitir o que sei a pessoas próximas a mim, mas não pararei por aí, pois, como você disse, estamos preparando o futuro do mundo!

Obrigado pela atenção,
João, 16 anos, Brasil

É interessante observar como os Índigos têm tendência a pedir desculpas, como eles têm uma sensibilidade impressionante para captar quando algo não vai ser benéfico para si mesmo ou para seus semelhantes. Identificamos também a sensação de estranheza a ponto de sentir-se pouco à vontade com o próprio corpo. Como a questão do QS (Quociente Espiritual ou Grau de Inteligência Espiritual) está presente na medida em que se questionam muito sobre tudo, sobre o sentido de tudo! Questionar-se, perguntar-se a respeito do sentido de tudo e viver as perguntas são fortes indicadores de Inteligência Espiritual, segundo Danah Zohar, autora do livro *QS: inteligência espiritual, o "Q", que faz a diferença*. Nesses depoimentos, observamos ainda como eles buscam e experimentam diferentes ocupações e atividades. Sabemos que os Índigos precisam colocar em prática suas ideias, sua intuição, para manterem-se enraizados, motivados e para manterem sua energia canalizada e fluindo, que também é a forma de manterem seu equilíbrio e saúde. Mais interessante ainda é constatar como eles estão voltados para o mundo coletivo, para as necessidades da comunidade não só local, mas também global.

Vamos ver, no depoimento abaixo, o que um dos jovens diretores e fundadores de uma empresa da área de informática demonstra nesta recente mensagem que recebi.

Olá, Ingrid!
Tudo bem?

Ingrid, o Rodolfo e eu estamos participando de um projeto de voluntariado em Moçambique que visa a ajudar a população de lá, principalmente em relação a AIDS.

Ingrid, nós criamos uma "promoção" utilizando a estrutura da PBI, em que o valor arrecadado com as vendas de antivírus para usuários domésticos é revertido em doações como AZT e outros materiais para o pessoal de lá.

Rodolfo e eu estaremos indo dia 15/11 para Moçambique.

Cabe salientar que o levantamento de fundos é estritamente para a compra de remédios e de outros materiais. As despesas de viagem serão integralmente pagas por cada voluntário.

Agradeço muito se puderes nos ajudar replicando a informação para pessoas conhecidas!

Detalhes em www.pbi.com.br ou www.pbi.com.br/site/projeto-semente.php

Um abraço!
Thiago R. Berto
Diretor de Tecnologia e Serviços

Note que a empresa já mantém um projeto de voluntariado em que todos seus colaboradores saem uma vez por semana para realizar trabalho voluntário em entidade por eles identificada e escolhida. No entanto, os diretores são os primeiros a dar o exemplo e o fazem por sentirem que precisam e que devem fazer. Sentem-se realizando uma parte de suas missões aqui. Afirmo isso porque os conheço e os acompanho em seu trabalho e evolução. Perceba a preocupação em deixar claro que o retorno com as vendas é estritamente para a doação de medicamentos que levarão ao país de destino. Aliás, diga-se de passagem, Moçambique é um país extremamente pobre que realmente necessita de muitas coisas, mas especialmente as áreas de saúde e de educação estão em situação muito precária, inclusive com a falta de professores, que abandonam seus postos devido às imensas dificuldades enfrentadas por lá.

Todos esses depoimentos deixam evidente a questão que acompanha os Índigos ao longo de sua trajetória, que é o sentir-se diferente, um E.T., como disse Ana Teresa. Perceber-se diferente e sentir na pele o que isso significa a partir das reações dos outros é algo muito difícil e duro de ser vivenciado, especialmente quando isso se estende por todas as áreas da vida e por muitos e muitos anos. Haja paciência e tolerância, haja equilíbrio emocional, espiritual e energético para suportar. Mas os Índigos que, como Lorena, por exemplo, conseguem manter o equilíbrio e encontrar clareza com discernimento e bom senso, certamente estão hoje aí, firmes e prontos para dar novos passos na direção da missão que têm aqui nesta existência em que nosso planeta se encontra doente, gravemente enfermo e necessitando de nossos cuidados, sob pena de não sobreviver. Nas palavras de João Guilherme, "estamos preparando o futuro do mundo"!

Adultos Índigo, estejamos em alerta, a hora é agora e não há como adiar mais!

Falarei mais a respeito da missão dos Índigos no Capítulo 8.

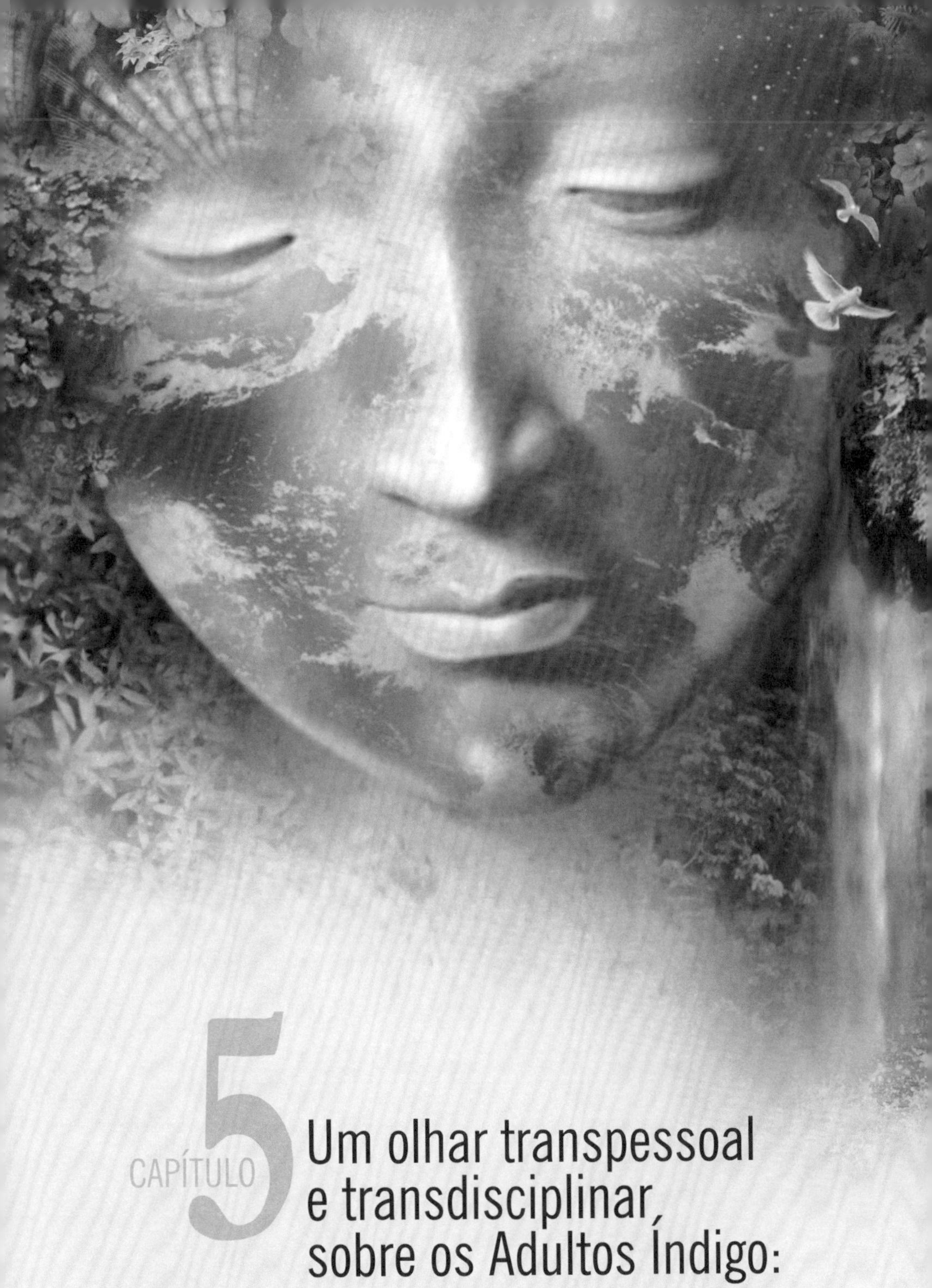

CAPÍTULO 5 Um olhar transpessoal e transdisciplinar, sobre os Adultos Índigo:

relações interpessoais, comunicação e relações interdimensionais

A verdadeira filosofia é reaprender a ver o mundo

Merleau-Ponty

O crescimento possui não só recompensas e prazeres, mas também muitas dores intrínsecas. Cada passo em frente é um passo no desconhecido e é, possivelmente, perigoso. Também significa RENUNCIAR a algo que era familiar, bom e satisfatório. Com frequência, significa uma despedida e uma separação, uma espécie de morte antes da ressurreição, com a nostalgia, o medo, a solidão e o pranto consequentes. Também significa amiúde o ABANDONO de uma vida mais SIMPLES, mais fácil e menos esforçada em troca de uma vida MAIS EXIGENTE, mais RESPONSÁVEL e mais DIFÍCIL.

Abraham Maslow

Nunca ande pelo caminho traçado,
ele conduz somente até onde os outros foram.

Graham Bell

Contexto histórico e cultural

As grandes mudanças na história e na cultura foram frequentemente induzidas por um ínfimo desvio: um pequeno afastamento em relação às normas em vigor que desencadeia subitamente o desmoronamento do sistema vigente e, em seguida, o aparecimento de novas normas todo-poderosas, segundo Basarab Nicolescu (1999).

No campo da história, o nascimento do cristianismo a partir de alguns "iluminados", que tinham o poder de ver um mundo totalmente diferente, iniciou um movimento que mudaria a face do mundo. Já no campo científico, a Teoria da Relatividade e a Mecânica Quântica, consideradas as duas grandes construções intelectuais do século XX, tiveram como origem algumas pequenas anomalias no plano experimental.

Apesar de todos os esforços teóricos empreendidos por inúmeros pesquisadores, tais anomalias não puderam ser eliminadas. Assim, elas provocaram um alargamento sem precedentes no campo da verdade científica, permitindo que surgissem novas normas que, sozinhas, regeram a Física do século XX.

Segundo Basarab Nicolescu (1999), podemos afirmar, portanto, que um sistema social ou cultural não passa, frequentemente, de um desvio que triunfou. Evidentemente, não basta ser um desvio para triunfar. Um desvio que dá certo está em conformidade com o que há de mais central nas leis que regem o campo de estudo considerado. Um desvio age por meio de uma visão que se abre para um nível de realidade diferente daquele em que se situa o sistema considerado.

Em outras palavras, um desvio, ou aquilo que parece um erro, uma aberração, seja da natureza ou de um processo produtivo, seja de uma pesquisa ou de uma manifestação social ou cultural, pode ser na verdade o despontar de uma grande transformação e de um salto quântico em termos de evolução.

Basta abrirmos os olhos e fazermos uma viagem, mesmo que breve, pela história que encontraremos numerosos "erros", até de cientistas famosos que, após um reexame, se transformaram em grandes descobertas e soluções para o bem-estar da humanidade. Cabe aqui a pergunta: nestes casos, o que mudou foi o dito "erro" ou foi o olhar dos pesquisadores e, posteriormente, da classe profissional e da sociedade em geral?

A mim, parece evidente que a mudança é sempre do olhar, da percepção humana sobre o fato, o fenômeno ou o resultado.

Estamos aqui a tratar de questões pertinentes e fundamentais ao nosso objetivo neste capítulo, que é ampliar a visão e a percepção do leitor acerca do processo evolutivo da espécie humana. Para isso, é necessário falarmos sobre aspectos que compõem sua essência, sua natureza e também sua manifestação física, corpórea, aqui e agora. É preciso abordar questões como a complexidade e o dinamismo tão peculiares a esse ser humano em constante transformação, inserido em e em relação de interdependência com um planeta e com um cosmos eternamente mutante.

A Teoria do Caos e a Transdisciplinaridade

A Teoria do Caos, de autoria do inglês Edward Lorenz, fala-nos do poder de influência sutil, usando para isso um provérbio chinês, o qual afirma que o poder das asas de uma borboleta pode ser sentido do outro lado do mundo. Ora, comparada às imensas forças que atuam no mundo, o bater das asas de uma borboleta não parece ter muito poder; no entanto, a Teoria do Caos mostrou como esse provérbio pode ser uma verdade literal.

A Teoria do Caos ensina que, quando nossa perspectiva psicológica muda, por meio de momentos de amplificação e de bifurcação, nossos graus de liberdade se expandem e vivenciamos o ser e a verdade. Somos, então, criativos. Segundo Briggs e Peat (2000), é aí que o nosso verdadeiro eu se encontra.

Podemos relacionar esse ensinamento da Teoria do Caos com a teoria psicológica transpessoal que, em seu aspecto dinâmico, é constituída por dois elementos: o eixo experiencial e o eixo evolutivo. Os conflitos humanos só podem ser solucionados e, portanto, a expansão da consciência só pode ocorrer em um nível superior da mente. Essa evolução se dará somente na medida em que o indivíduo ou o grupo humano avance e transcenda o nível em que o conflito foi criado, e alcance um nível de consciência mais elevado. De acordo com Vera Saldanha (1999), o eixo evolutivo representa um nível suprarracional e engloba aspectos não só cognitivos, mas também intuitivos. Manifestam-se no indivíduo por meio de uma ordem mental superior, ou "eu superior", que amplia a percepção para níveis mais diferenciados, sutis, além do nível pessoal. Surgem, assim, respostas novas e adequadas às situações inesperadas, ou então, ocorre uma resposta satisfatória à situação antiga que era de conflito e temor.

Desse modo, vamos mudando nossa perspectiva psicológica ao longo do processo evolutivo humano por meio das mudanças promovidas em nós pelo avanço ao longo dos eixos experiencial e evolutivo, na medida em que ampliamos nossa consciência e acessamos outros e mais elevados estados de consciência. As novas gerações, denominadas Índigos, estão nascendo com avanços significativos nesse sentido, favorecidos por aspectos novos e diferenciados em sua fisiologia, como, por exemplo, o hemisfério direito do cérebro unido, fisiologicamente falando, ao hemisfério esquerdo, o que garante que nasçam manifestando uma natural visão holística ou sistêmica e, também, uma intuição bastante acentuada. Essas novas gerações representam, por assim dizer, um exemplo vivo da verdade acerca da Teoria do Caos e da teoria psicológica transpessoal. Elas são, ao mesmo tempo, causa e efeito desse processo evolutivo. Ou seja, elas são o efeito ou a consequência de um processo contínuo de transformação, cujo princípio está presente em cada átomo, em cada célula de cada ser ou elemento presente na natureza. Pode-se afirmar que essas novas gerações são também a causa das mutações e transformações que surgirão nas gerações seguintes.

A criatividade é considerada sinônimo de espiritualidade, diz respeito à nossa essência como seres humanos. Ao falarmos de uma estamos falando da outra. Criatividade com frequência resulta em algo original, surpreendente e único, mas esse não é necessariamente seu objetivo. O envolvimento das pessoas em atividades criativas tem a ver com a possibilidade de atingir a verdade.

Encontrar criatividade, segundo Briggs e Peat (2000), significa mergulhar na incerteza do caos para redescobrir algo antigo ou recuperar o frescor do cotidiano. Quando nós somos criativos, simplesmente vemos com outros olhos, conquistamos um novo olhar, ou seja, ampliamos nossa percepção.

A lição da criatividade vinda do caos pode ser exemplificada com a seguinte história, relatada pelos autores Briggs e Peat (2000), em seu excelente livro *A sabedoria do caos – sete lições que vão mudar sua vida*: um padeiro levanta-se, dia após dia, para fazer pão. Certa vez, um freguês comentou que as bisnagas que ele comprava tinham sempre a mesma aparência e o mesmo peso, mas que o sabor era surpreendentemente quente e fresco. O padeiro, então, respondeu: "por mais que o pão pareça sempre o mesmo, cada bisnaga que eu faço é nova, pois é aí que expresso minha criatividade." (Briggs; Peat, 2000, p. 39).

Assim, nós também podemos optar, todas as manhãs, por nos abrirmos à criatividade do caos, ao mundo que nos rodeia, às infinitas possibilidades de podermos dar frescor à nossa vida. A cada dia, podemos optar por transformar nossa realidade, por recriá-la.

Teilhard Chardin, teólogo, filósofo e visionário, já afirmava, de forma sensível e sábia, quem realmente é o ser humano: "Nós não somos seres humanos passando por uma experiência espiritual, somos seres espirituais passando por uma experiência humana".

Ao citá-lo, eu sempre afirmo que isso faz toda a diferença do mundo. Dessa revelação, podemos deduzir facilmente que nosso estágio aqui é passageiro, dinâmico e evolucionário. Estamos aqui exercitando o aprendizado da "humanidade" como atributo, a fim de que, enfrentando os desafios inerentes a tal condição, possamos manifestar nossa espiritualidade e avançar na direção de um aperfeiçoamento espiritual.

Isso faz-nos também pensar na complexidade que é o ser humano inserido e interconectado com e entre as infinitas possibilidades de um planeta e do cosmos como sistemas complexos e dinâmicos. A complexidade é um dos três elementos que contribuiu para dar um golpe letal na noção clássica do mundo. A complexidade em todos os campos do conhecimento parece ter fagocitado o sentido, afirma Nicolescu (1999), em seu maravilhoso livro *Manifesto da Transdisciplinaridade.*

A complexidade, ou melhor, o conceito de complexidade e sua noção aplicada a todos os campos do conhecimento, surgiu do reconhecimento de que a natureza é "inflexivelmente não linear" (Capra, 2004).

Após tantos anos de domínio da visão clássica e mecanicista da natureza, do universo e de todos os fenômenos, a exploração dos sistemas não lineares ao longo das últimas décadas tem exercido profundo impacto sobre a ciência como um todo, exigindo uma reavaliação das noções básicas sobre as relações entre um modelo matemático e os fenômenos que ele descreve. Uma dessas noções refere-se à nossa compreensão da simplicidade e da complexidade (Capra, 2004).

A Teoria dos Sistemas Dinâmicos surge então como a primeira matemática que permite aos cientistas lidar com plena complexidade com esses fenômenos não lineares. E, a Teoria do Caos, nada mais é do que uma ramificação dessa teoria, que nos mostra, entre outras coisas, que comportamentos complexos e aparentemente caóticos podem dar origem a estruturas ordenadas, a padrões belos e sutis. O comportamento dos sistemas caóticos não é meramente aleatório, e sim existe a um nível mais profundo de ordem padronizada, explica-nos Capra (2004).

A não linearidade e, portanto, a complexidade, têm perturbado os cientistas pelo fato de que uma de suas propriedades é a frequente inexatidão das previsões, o que provoca uma importante mudança de ênfase da análise quantitativa para a qualitativa (Capra, 2004).

A noção de complexidade é fundamental para nosso exercício do pensar, que é a principal proposta deste capítulo, pois a complexidade é um dos três pilares da Transdisciplinaridade.

De acordo com Nicolescu (1999), a complexidade nutre-se da explosão da pesquisa disciplinar e determina a aceleração da multiplicação das disciplinas. O fruto dessa explosão é a Psicologia Transpessoal como uma nova escola, dentro do contexto evolutivo da Psicologia, disciplina que estuda e analisa o comportamento humano.

A Psicologia Transpessoal é considerada, atualmente, como a quarta força da Psicologia. Surgiu como um esforço necessário, e até mesmo urgente, para se buscar tanto a compreensão quanto a explicação, assim como abordagens e terapêuticas mais apropriadas e capazes de dar conta das constantes transformações manifestas pela espécie humana.

Transformações estas que, durante muito tempo, ficaram guardadas, sufocadas no âmbito de teorias restritas e restritivas, moldadas pela visão clássica e mecanicista. Visão segundo a qual tudo pode e deve ser controlado, mesmo que isso seja absurdo e impossível, conforme nos indicam os dados e os fatos da ciência mais avançada, assim como a própria realidade que essa ciência permite acessar.

Tal é a visão que faz questão de excluir e de negar a existência de tudo aquilo que não cabe ou que não pode ser entendido e explicado por suas teorias, parâmetros e referenciais. Tudo o que não se encaixa em seu raio de visão deve ser negado e descartado veementemente, sob pena de ameaçar todas as estruturas, o *status quo* em que seu "universo" está embasado.

A definição de "sistemas de ciclo-limite" que nos é dada pela Teoria do Caos, ou de forma mais abrangente, pela Teoria dos Sistemas Dinâmicos, ilustra perfeitamente este, digamos, funcionamento de toda uma civilização e o comportamento observável em toda sociedade humana nos últimos tempos.

Os sistemas de ciclo-limite são aqueles que se excluem do fluxo do mundo externo porque grande parte de sua energia interna se dedica a resistir à mudança, a perpetuar padrões de comportamento relativamente mecânicos. Para sobreviver em tais sistemas rígidos e fechados, todos devem renunciar a um pouco, ou, com frequência, a muito, de sua individualidade, mesclando-se ao automatismo.

Os que atingem o "topo" dentro desses sistemas são, em geral, aqueles que usam palavras vazias, fórmulas sem propósito que sustentam o mecanismo do conluio, como explicam Briggs e Peat (1999).

Os ciclos-limite são os sistemas que fazem nos sentir impotentes. São sistemas que desejamos mudar, mas que não conseguimos, pois parecem resistir fortemente a todos os nossos esforços. Tais sistemas encontram-se em toda nossa sociedade, nos mais diversos seguimentos:

- O tipo de sistema que estimula e permite que os ricos e os bem relacionados sejam mais beneficiados pelo governo do que demais.

- A empresa onde a perda de clientes por falta de preparo dos funcionários para o atendimento é evidente, e ninguém com autoridade quer ao menos ouvir falar na questão.

• O sistema familiar fechado, em que os pais, com sentimento de culpa, livram reiteradamente o filho dos apuros decorrentes do alcoolismo, e tais tentativas de resolver o problema acabam por alimentá-lo e, assim, reforçá-lo, conforme Briggs e Peat (1999).

Evidentemente, os ciclos-limite também funcionam e atuam no âmbito da psicologia individual.

Todos nós conhecemos alguém que passa a vida inteira insistindo nos mesmos erros, inclusive dando-nos a impressão de que está se especializando na "arte" de repetir certos erros. Entra e sai de inúmeras relações destrutivas, seja com parceiros românticos ou com amigos, sempre afirmando que "agora vai ser diferente".

De acordo Briggs e Peat (1999), sempre que tentarmos controlar e subjugar sistemas regidos pelos ciclos-limite acabaremos fazendo justamente o oposto, ou seja, reforçando-os. Nos sistemas caóticos há um entrelaçamento de ciclos de *feedback* que indica que o controlador será sempre, em última instância o controlado.

O caos nos avisa que tratar tais sistemas como se fôssemos separados deles é fechar os olhos à verdade.

É fundamental mencionar ainda que esses sistemas fechados e "obcecados" pelo poder são sempre sustentados por nós. Portanto, nós temos grande poder de influência tanto para manter tais sistemas quanto para escolher a mudança e a criação de um ambiente novo, mais aberto e criativo (Briggs e Peat, 1999).

Fica claro, então, que os ciclos-limite funcionam e atuam a serviço da chamada visão de mundo mecanicista, na qual todos os seres e elementos que constituem os sistemas funcionam independentes. Já a Teoria do Caos e seus sistemas caóticos e não lineares estão a serviço da visão transdisciplinar, e, portanto, holística, do mundo. Nessa visão, todos os sistemas, e também todos os seres e elementos que os constituem, são interdependentes, ou seja, no referido entrelaçamento de *feedbacks*, uns influenciam/afetam os outros, continuamente.

Aqui é oportuno comentar que os sistemas de ciclo-limite explicam perfeitamente a resistência da sociedade humana em perceber as mudanças na própria espécie. A energia interna dessa sociedade está sendo investida em resistir e em negar que as crianças e os jovens das novas gerações estão nascendo modificados, inclusive geneticamente. A resistência é tanta que impede a mudança do olhar sobre as novas gerações e, consequentemente, impossibilita o surgimento de novas formas de relacionamento, de comunicação e de educação mais adequadas a esses novos seres humanos.

Podemos supor, nesse sentido, que as gerações denominadas Geração Índigo ou Geração Y representam um grupo evolutivo que rompeu os sistemas de ciclo-limite e que, de acordo com a Teoria do Caos, trouxe efeitos que fogem do controle do previsto.

"Há somente uma história que importa, a história daquilo em que você uma vez acreditou e a história daquilo que você passou a acreditar" (Kay Boyle).

Além disso, interessa-nos mencionar, mesmo que de forma breve, que nessa contínua e interminável rede de relações e de inter-relações nos sistemas caóticos pode ocorrer a chamada "ressonância". A ressonância ocorre quando os sistemas vibram ou oscilam em harmonia uns com os outros, de modo que a mais leve conexão entre eles vai ampliando progressivamente sua interação mútua. Por exemplo, se você colocar um diapasão (instrumento metálico que serve para afinar instrumentos musicais) sobre um violino desafinado, nada acontece; mas se a primeira corda estiver no tom, ela começará a ressoar em harmonia com o diapasão. Quando os sistemas atuam em simpatia, grandes transformações podem, de fato, acontecer como resultado do efeito cumulativo de pequenas interações. Trata-se do chamado "efeito borboleta" e descoberto por Edward Lorenz, no início da década de 1960.

Acredita-se que é possível identificar, no processo de evolução do ser humano, os efeitos contínuos e permanentes da ressonância, que seriam responsáveis pelos saltos evolutivos. Como consequência, teríamos a chegada periódica de grupos humanos com características diferenciadas ativadas justamente pelo efeito da ressonância ou efeito borboleta.

A década de 1960 e a Conspiração Aquariana

É muito interessante destacar, para os nossos propósitos, que justamente nesta época, nos anos 1960, ganharam força o ativismo social, e que, no início da década de 1970, surgiram os contornos de uma "revolução da consciência", movimentos que se encaminharam na direção de uma síntese histórica: a transformação social resultante da transformação pessoal, a mudança de dentro para fora (Ferguson, 1992).

Esse movimento que, provavelmente, por efeito de ressonância, se espalhou pelo mundo foi denominado por Marilyn Ferguson de Conspiração Aquariana, em que conspirar significa "respirar junto", e, a Era de Aquário, que justamente se iniciava, trazia o significado de "verdadeira liberação da mente". Aquário simboliza ainda a abundância e a saciedade da sede, símbolo mais apropriado, segundo Ferguson (1992), para a época vivida, desde então, por nosso planeta, a Terra.

Essa conspiração benigna, a favor de uma nova ordem, deflagrou o mais rápido realinhamento cultural da história. Trata-se de uma nova mentalidade, a ascendência de uma surpreendente visão de mundo que reúne a vanguarda da ciência e as visões dos mais antigos pensamentos já registrados.

Há "conspiradores aquarianos" de todos os níveis de renda e educação, dos mais humildes aos mais poderosos.

Teilhard Chardin já havia profetizado uma conspiração a respeito desse movimento, mais amplo do que uma reforma e mais profundo do que uma revolução, de homens e mulheres cuja nova perspectiva desencadearia uma epidemia crítica de mudança. Mudança de mentes, de corpos e de corações. Transformação social, política e econômica, sem dúvida.

Não parece no mínimo interessante que justo na mesma época o efeito borboleta tenha sido descoberto por Lorenz? Quem sabe justamente pelo efeito assim denominado tenha surgido a Conspiração Aquariana e, porque não dizer, ou especular, que o próprio efeito borboleta tenha surgido da ressonância entre os diferentes sistemas simpáticos entre si, constituídos de milhares de consciências de conspiradores unidos por semelhantes anseios e objetivos?

Ora, sabe-se que a mudança de uma era astrológica implica não apenas na substituição da energia que se projeta sobre o planeta como também na vinda a esse plano de um novo grupo de seres que até agora não haviam estado no planeta, conforme Aisemberg e Melamud (2006). Quando menciono essa mudança de energia, refiro-me, assim como os autores, à consciência.

A Era de Aquário significa a passagem ou a transição do planeta Terra a uma nova e mais elevada dimensão de consciência, a qual torna disponível aos seres humanos o acesso a conhecimentos antes indisponíveis para a maioria dos seres que não tivessem atingido certo grau de expansão de consciência e de evolução.

A Era de Aquário, nas palavras de Nelson Lima, neuropsicólogo, pesquisador, diretor do Instituto da Inteligência e da Academia de Superdotados e Membro da Academia de Ciências da Califórnia, em seu artigo "O que são Crianças Índigo" sobre o chamado fenômeno Índigo: as três grandes características do signo de aquário, o ar, o masculino e urano, permitem esperar um período de paz e de harmonia universal, uma abertura da inteligência humana e uma expansão da consciência que nos permitirá compreender melhor as grandes leis que regem a Vida e o Universo do qual somos parte integrante. Será, então, um período marcado pela mudança de paradigmas acelerada e fantásticas transformações políticas e sociais, avanços tecnológicos de impacto profundo nas nossas vidas (e nos nossos cérebros) e por uma maior consciência dos graves e preocupantes problemas que agridem a humanidade e o planeta Terra, afirma o cientista.

As Crianças e os Adultos Índigo estão aqui justamente para nos ajudar a tomar consciência de todos esses graves problemas. A forma como fazem isso é, principalmente, manifestando toda sua energia e potencial no sentido de romper os velhos padrões, os antigos sistemas e as velhas e arcaicas estruturas.

"Sempre enganados pela lentidão dos movimentos da ampliação cósmica, experimentamos vagamente uma extrema dificuldade em pensar o ser humano a deslocar-se ainda em sua trajetória evolutiva. A fixidez – que agora já reconhecemos como ilusória com relação às estrelas, às montanhas e ao imenso passado da vida, continuamos a atribuí-la a nós mesmos" (Teilhard Chardin).

A NOSSA EVOLUÇÃO E A VISÃO DA PSICOLOGIA TRANSPESSOAL

Pierre Weil, em seu livro *Fronteiras da evolução e da morte*, discorre sobre a inquietação dos seres humanos, pelo menos de uma parcela deles, com relação à supervalorização do raciocínio lógico-formal. Ele comenta que, por muito tempo, e até hoje, acreditamos aqui, no Ocidente, que o limite máximo a que o ser humano pode chegar em seu processo evolutivo corresponde ao ponto em que se torna um intelectual, um universitário, um doutor. Tal crença está fortemente arraigada em nossa cultura, afirma Pierre (1993).

O autor propõe a seguinte pergunta:

Há outra forma de se experimentar a realidade? Há outras fases evolutivas no ser humano ou será que este chegou ao máximo de suas possibilidades? Será o ser humano um "vir a ser" em pleno desenvolvimento neste planeta ou será que ele está se aproximando do fim de sua evolução possível? (Pierre, 1993, p. 10).

O próprio Freud observou que o ser humano é capaz de transformar a energia que existe dentro dele, a qual denominou libido. A mensagem deixada por ele para nós é: o ser humano é, sim, um transformador de energia (Weil, 1993).

Guillermo Herrera (1984), em seu livro *Frankl*, afirma que o esforço humano para compreender a si mesmo, como fenômeno do ponto de vista filosófico, caracteriza-se por uma busca, no sentido da exposição fenomenológica, da própria experiência humana para possibilitar, a partir desse nível, a análise da essência do ser humano.

No universo, tudo é constituído por sistemas e subsistemas físicos, biológicos e psíquicos. Aquele que conhece as leis da energia conhece as leis que regem todos os sistemas, e pode, portanto, também conhecer as leis que regem o sistema que chamamos ser humano e seus subsistemas físicos, biológicos e psíquicos, tudo isso com base em Lupasco (Weil, 1993).

De acordo com Weil (1993), o ser humano passa de um sistema a outro dentro de si mesmo, ou seja, passa de um estado de consciência a outro.

A Psicologia Transpessoal é o estudo científico dos diferentes estados de consciência. De acordo com Vera Saldanha (1999), a Psicologia Transpessoal pode ser definida como o estudo e a aplicação dos diferentes níveis de consciência em direção à Unidade Fundamental do Ser. Ela favorece o ser humano, a vivência da luz plena, de onde emerge o ser integral, vivenciando um estado de mente mais lúcido, mais desperto.

É a possibilidade de romper com automatismos, discernindo suas reais capacidades, assim como tornar possível a atualização desses níveis de experiências de forma harmoniosa para a própria pessoa e o ambiente externo. Dessa forma, a vivência dos níveis transpessoais se caracteriza por uma ética natural e construtiva.

Para a Psicologia Transpessoal tudo é vida, energia, formas diversas de existência. Vida é algo que não definimos exatamente quando começa ou termina, é uma sequência evolutiva onde nascer, morrer e renascer faz parte do mesmo processo. O indivíduo é um ser transformador de energia em um sistema evolutivo com eterna continuidade. De acordo com Vera Saldanha (1999), a psique existe dentro de tempo e espaço ilimitados.

Baseando-se na Física Quântica, Pierre Weil (1993) afirmou que existem sistemas energéticos inacessíveis aos nossos cinco sentidos, mas registráveis por outros sentidos. Afirmou também que tudo na natureza está sempre em transformação, e a energia que a compõe é eterna. A vida começa antes do nascimento e continua depois da morte, já que a vida mental e espiritual formam um sistema suscetível de se desligar do corpo físico. Além disso, a vida individual é inteiramente integrada e forma um todo com a vida cósmica.

De acordo com Weil (1993), a evolução alcançada durante a existência individual, aqui na Terra, continua depois da morte física.

O desenvolvimento do ser humano e cada existência são conquistados por meio de inúmeras mortes e renascimentos, começando-se pela morte da vida intrauterina, que dá lugar a uma vida com mais espaço, novas experiências, passando pela morte de uma relação simbiótica com a mãe, que dá lugar a uma relação de mais autonomia e que abre espaço para novas relações e descobertas na medida em que o ser começa a caminhar, a falar e a se locomover.

Isso ocorre sucessivamente ao longo da existência, na medida em que o ser humano vai entrando em novas e diferentes etapas de amadurecimento.

Na Psicologia Transpessoal, o ego é entendido como um constructo mental ilusório que tem a tendência de solidificar a energia mental em uma barreira que separa o espaço em duas partes: o eu e o outro, segundo Saldanha (1999).

A proposta da Psicologia Transpessoal é ajudar e permitir que o ser humano em sofrimento possa renascer sábio e reconectar-se à unidade cósmica, vivenciar essa unidade, sentindo que é parte dela ao mesmo tempo em que a sente contida nele, percebendo a interdependência entre todas as coisas e seres do Universo. É essa ruptura com a aparente dualidade que possibilita redimensionar o conceito de ego.

A morte e o renascimento do ego são vivenciados e percebidos como uma mudança de nível de consciência, de densidade energética, favorecendo a emergência de um estado de despertar em que há conexão com o nosso ser essencial.

Na prática terapêutica, observou-se que os conflitos não são resolvidos, transformados, transcendidos no mesmo nível em que foram originados. Aliás, o próprio Einstein já dizia que não podemos resolver um problema usando a mesma lógica que o gerou, sendo necessário um estado mental de nível mais elevado para fazer emergir novas respostas.

Nesse sentido, conforme K. Ring, a resolução dos conflitos ou *insights* emanam dos níveis do supraconsciente. De acordo com Assagioli (1996), a resolução se dá no nível do supraconsciente e do eu superior.

O eixo evolutivo na Psicologia Transpesssoal e no processo terapêutico Transpessoal é o acesso vertical que, sob certas circunstâncias e condições, emerge na vida do indivíduo. Esse eixo pode ser facilitado ou desbloqueado mediante a utilização de certas técnicas e recursos em que se destaque a dinâmica experiencial. Quando isso acontece, é que o indivíduo acessa novos e mais elevados níveis de consciência, aproximando-se de seu eu superior, de sua essência. Isso é evolução.

O eixo evolutivo da psique possibilita vir à tona nossa ordem mental superior que, por sua vez, nos traz o sentido evolutivo de nossa experiência. E, quanto mais nossas experiências fazem sentido, mais nos sentimos integrados ao Universo. Quando nos sentimos realmente fazendo parte de um Todo maior, mais ordenado, mais sábio, em comunhão com todos os seres, sentimos a plena integração do seu momento presente. Há um resgate do sentimento de unidade e de unicidade, e desaparece o sentimento de solidão. É quando o ser humano vivência sua plenitude na dimensão humana (Saldanha, 1999).

Que fique claro: a evolução da consciência é algo que compete exclusivamente a cada ser humano e a ninguém mais.

O eixo evolutivo e o eixo experiencial, na Psicologia e na Psicoterapia Transpessoal, resgatam a unidade fundamental do ser, promovendo, portanto, essa condição por meio da expansão da consciência a níveis cada vez mais elevados de forma a integrá-los aqui e agora, na existência do indivíduo.

Vemos aqui uma relação muito clara com as novas gerações chamadas de Índigos ou Geração Y, as quais se situam em um ponto mais avançado do processo evolutivo, de maior integração e de níveis de consciência mais elevados. A cada geração estamos assistindo a um aperfeiçoamento, ou seja, a um avanço nessa integração, cujos sinais são evidentes em suas características comportamentais, especialmente se eles forem criados em um ambiente receptivo, compreensivo, sensível e aberto às novas possibilidades que esses seres humanos trazem em sua bagagem existencial.

A Psicologia Transpessoal encontra ligações bem significativas com postulados da Física Quântica e Relativista, com as observações de diversos cientistas como Max Planck, Albert Einstein, Fritjof Capra, David Bohm, Ilya Prigogine e Rupert Sheldrake, entre outros. Além disso, a mais nova escola da Psicologia, considerada a quarta força, conforme já assinalado, se relaciona de modo especial com os mais recentes estudos em Neonatologia, Embriologia, Genética e Psiconeuroimunologia (Saldanha, 1999).

Observações de alguns cientistas

O neurofisiologista Karl Pribam e o físico David Bohm com suas teorias descreveram o universo holográfico. A teoria holográfica extrai do sobrenatural todos os fenômenos que podemos encontrar durante os alterados estados de consciência, e mostra que eles são parte da natureza (Saldanha, 2006).

O holograma, que é uma das mais notáveis descobertas da física moderna, constitui-se de uma imagem espectral que pode ser vista sob vários ângulos e que parece suspensa no espaço. Possui uma surpreendente e impressionante propriedade, ou seja, o conjunto das informações que dizem respeito ao objeto representado é gravado em cada um dos seus pontos. Assim, se um holograma for rompido, cada uma de suas partes é capaz de reconstituir toda a imagem.

No início dos anos 1970, Pribam se perguntava: "se o cérebro adquire conhecimento juntando os hologramas e transformando frequências vindas de outros lugares, quem no cérebro interpreta esses hologramas? Onde está o eu? Quem é aquele que conhece as respostas?" O cientista lançou a seguinte questão: "será que o próprio mundo não passa de um holograma?" (Saldanha, 2006).

Se a natureza da realidade fosse em si holográfica, e se o cérebro funcionasse holograficamente, o mundo não passaria de uma ilusão, puro espetáculo de magia, e o universo seria apenas isso, simplesmente magia.

Já Ilya Prigogine, químico premiado com o Nobel em 1977, afirma que os seres humanos são estruturas e que o cérebro é uma estrutura constituída pelos pensamentos e memórias, que ditam as ações, a programação mental, isto é, todos os pensamentos do passado, ações e experiências. As aprendizagens constituem a estrutura do cérebro.

A teoria de Prigogine estabelece que estruturas complexas tal como o cérebro humano precisam de um fluxo de energia muito importante para manter-se em equilíbrio. No cérebro, essa energia transforma-se em ondas cerebrais mensuráveis por meio de um eletroencefalógrafo.

Os padrões de mudanças da atividade cerebral refletem flutuações dessa energia no cérebro. Tais flutuações podem levar a uma queda da estrutura antiga que se reorganiza então de modo mais complexo e de forma mais elevada (Saldanha, 2006).

Ora, isso nos permite afirmar que tais padrões de mudança da atividade cerebral ocorrem continuamente nos grupos humanos ao longo de sua evolução, e que a geração denominada Índigo é a manifestação de uma organização mais complexa e mais elevada da humanidade.

Já a Teoria do Caos afirma que os padrões da natureza são os padrões do caos, ou seja, as formas observadas na natureza e que se repetem do macro ao microcosmo ou microuniverso, chamadas fractais, são os padrões do caos. Briggs e Peat (2000) dizem a respeito: se você já se deitou de barriga para cima para ver os cúmulos flutuando no céu, se já se sentou na praia envolvido pela visão do mar com suas ondas crescendo e quebrando na areia, se já contemplou as montanhas, então você sabe que há realmente algo de muito revitalizante nessas experiências, que provocam um fascínio tremendo e profundo, sem dúvida.

Assim como os padrões da natureza são considerados padrões do caos, acreditamos que os padrões de comportamento dos Índigos também o são, e visam nos levar à reconexão com o caos que contém a Sabedoria absoluta e infinita originária da Fonte, do tudo o que é. Neste caso, os padrões da natureza, ou os Índigos, são, ao mesmo tempo, familiares e inesperados, nos inspiram, nos satisfazem e nos aterrorizam também! Poetas, místicos, viajantes pela Terra recorrem a esses padrões para obter conforto, senso de continuidade ou um vislumbre do mistério divino.

Baseando-nos na Teoria do Caos, podemos inferir, por analogia, que os Índigos, ou o espectro das características e de comportamentos manifestos pelos Índigos, constituem fractais, que são, por sua vez, os padrões do caos (Briggs e Peat, 2000).

Ora, os padrões do caos que vemos na natureza, segundo os autores, podem ser desde a configuração das nuvens no céu, passando pelas folhas das plantas, por uma floresta, por uma ou mais células vistas no microscópio ou até as configurações do cérebro humano. Em tais configurações, por mais que possam parecer idênticas, ou seja, padrões que se repetem infinitamente na natureza, como cópias fiéis uns dos outros, não é isso que os cientistas constataram. Esses padrões tendem a se repetir e a se multiplicar sempre com alguma modificação, e se reorganizam sempre no sentido da maior complexidade.

Assim, não é perfeitamente natural que a espécie humana, segundo Ilya Prigogine, um conjunto de estruturas regido por um fluxo de energia, esteja nascendo cada vez mais diferenciada?

Parece-me que o contrário é que seria antinatural, ou seja, inseridos em um Universo e em um Cosmos absolutamente dinâmicos, acreditar que somente o ser humano permanece estável, estático, e, porque não dizer, estagnado.

O QUE DIZ A PSICOLOGIA TRANSPESSOAL

Neste sentido, como psicóloga e estudiosa do assunto, proponho a seguinte pergunta: o que a Psicologia Transpessoal pode nos dizer a respeito dessas novas gerações de seres humanos que manifestam comportamentos e habilidades tão diferentes das gerações de 30 ou 40 anos atrás? Qual é o entendimento que a escola mais nova da psicologia tem a respeito dessas gerações que já estão massacradas com diagnósticos equivocados e rotuladas como hiperativos, distúrbio de déficit de atenção, bipolares, autistas, entre outros?

Para começar a responder, trazemos a aqui a opinião da psicóloga e terapeuta transpessoal Maria Cristina Monteiro de Barros, especialista nesta área:

Acredito que a Psicologia Transpessoal possa abarcar fenômenos como o nascimento de Crianças Índigo dentro de sua compreensão espiritual do ser humano e, por consequência, dentro de sua visão evolutiva. O conceito de eixo evolutivo na transpessoal deixa claro que existe uma dimensão de ascensão implícita em cada um de nós. Ao acessarmos esse eixo, estamos alcançando o que há de mais sublime e elevado em nós mesmos. Bem mais do que isso, acessamos os registros mais elevados existentes na humanidade. Há uma humanidade sábia e compassiva, uma humanidade regida por princípios éticos universais e superiores. Cada um pode acessar essa humanidade, em que o ego, e seus prazeres e quereres, é superado (mas não suprimido). Basta ampliarmos a consciência em direção a estados mais unitivos. Isso se faz no âmbito pessoal. Nesses momentos, cada um de nós pode adquirir características de Índigos, e, dependendo do estado consciencial que se alcança, tais características podem vir a ser permanentes. Também no nível coletivo estamos almejando mudanças e transformações significativas. Estamos caminhando para adiante da fase da transmutação, em que as polaridades estão sendo expostas: tanta miséria, catástrofes e sofrimento ao lado de abundância, conhecimento e espiritualidade. Assim, creio que os Índigos são a manifestação desse próximo passo consciencial, que é o da transformação planetária. Eles são a materialização do que há de mais transformador e ético nela. Suas manifestações estão disponíveis a todos nós, desde que alcancemos níveis conscienciais mais amplos e caminhemos com propósitos mais elevados. Eles são a encarnação das transformações conseguidas por meio do trabalho em nosso eixo espiritual.

A Normose

Bem, para avançar na tentativa de responder, pelo menos em parte, a essas questões, considero fundamental mencionar e expor a definição de "normose", conceito extremamente importante dentro da Psicologia Transpessoal. Normose são normas, valores, regras, estereótipos, conceitos formas de pensar ou de agir aprovadas pela maioria de determinada população e que levam a doenças, sofrimento e morte. Em outras palavras, são normas patogênicas ou letais, executadas sem que seus atores tenham consciência desta natureza patológica, ou seja, são de natureza inconsciente.

Vejamos na prática o que significa e como identificamos a normose: basta dar uma olhada panorâmica ao nosso redor e será fácil perceber, por exemplo, como se tornou "normal" ver pessoas dormindo e morando nas ruas de nossas cidades, especialmente nas capitais. Assim como também passou a ser considerado "normal" por nós, transeuntes, passar pelos moradores de rua e achar que não temos nada a ver com isso. Pior ainda, passamos a sentir que não temos nada a ver com isso. Há quem nem mesmo enxergue mais estas pessoas! Sim, eu disse pessoas!

Existe em nossa sociedade contemporânea a crença profundamente enraizada de que o que a maioria das pessoas pensa, sente, acredita ou faz, deve ser considerado "normal" e, consequentemente, servir de parâmetro e de guia para o comportamento de todos, e até mesmo de roteiro para a educação.

Entretanto, assim como o exemplo acima citado, a crescente violência nas famílias e nas ruas, as guerras, o estresse, a destruição ecológica, o alcoolismo, as drogas, a medicação como princípio de saúde, entre outros, estão a contestar e a questionar seriamente a normalidade de certas coisas "normais" ditadas pela sociedade atual.

Estamos, gradualmente, dando-nos conta de que hábitos e normas sociais aceitas hoje, ou no passado, causam ou causaram dores, sofrimentos de ordem moral e física a indivíduos e coletividades.

O exemplo do fumo é muito adequado para ilustrar o quanto um hábito aceito e incentivado socialmente até poucos anos atrás é hoje considerado ofensivo, sinal de má educação e motivo de repúdio social pelos males que causa à saúde, todos já bem comprovados.

Assim, normose, segundo Jean Yves Leloup, citado por Pierre Weil (1993), é um termo utilizado para designar o comportamento visto como normal e quando é, na realidade, anormal.

Enquanto o comportamento padrão forçado pela sociedade vem sendo um, os Índigos trazem um novo funcionamento e atitudes baseadas em sua energia de altíssima qualidade: sensibilidade acentuada, juntamente com uma capacidade de perceber o que está errado, o que é antiético, o que é antinatural e o que é doentio, e coragem suficiente para apontar isso objetivamente para quem quer que seja de forma pujante e insistente. Os Índigos questionam constantemente todo esse estado de coisas, o *status quo* adquirido pela doença, pela guerra, pelo crime, pela corrupção, pelo desamor. Eles questionam com sua simples presença a doença social.

É necessário salientar que o comportamento normótico é sempre inconsciente. Existem duas categorias de normoses: as gerais, cujo consenso é praticamente junto a toda a humanidade; e as específicas, cujo consenso é junto a determinada população ou cultura.

O consumo de cigarros e as guerras como solução para os conflitos entre as nações são exemplos de normoses gerais.

Já as normoses específicas são bem ilustradas pelos alimentos que praticamente todos nós consumimos e que são, portanto, aceitos socialmente e são patogênicos ou causadores de malefícios à saúde e de doenças. É o caso do café, que produz dependência e gera cardiopatias e excitação nervosa na população que o consome. Podemos citar ainda o uso indiscriminado do açúcar e do trigo refinados, que produzem inúmeros males para a saúde e dos quais a população mundial praticamente depende. Outro exemplo é álcool, cujo consumo excessivo gera o alcoolismo, doença mais do que nefasta tanto do ponto de vista individual quanto coletivo, e que é estimulada pelas indústrias aliadas à mídia e às normas sociais.

No campo da ciência existe a normose materialista e mecanicista que determina comportamentos e decisões extremamente perigosos para a vida humana e planetária, pois sustentam uma visão parcial, reducionista e ultrapassada. Entre as religiões, há a normose comum a cada uma delas, que consiste em se colocar como dona da verdade e superior às outras, o que tem conduzido, invariavelmente, a conflitos e guerras.

Outro exemplo de normose é a descrença científica atual quanto à existência de dimensões parapsicológicas e transpessoais da realidade.

E, para finalizar essa exposição sobre normose, não posso deixar de mencionar a normose educacional, a qual decorre de uma deformação da ciência dominada pelo antigo paradigma mecanicista newtoniano-cartesiano, que aceita somente a lógica racional e os cinco sentidos como meios de conhecer a verdade.

A educação seguiu esse modelo e, simplesmente, vem reprimindo e, até mesmo negando, os aspectos intuitivo e afetivo, tão fundamentais ao processo de busca e de conhecimento da verdade.

Diante e a partir dessa exposição, podemos supor que comportamentos que se diferenciem da normose, entre eles os apresentados pelas novas gerações de Índigos, que incomodam e questionam permanentemente e de forma contundente a normose estabelecida, só podem mesmo ser rejeitados e perseguidos de forma dura e, muitas vezes, perversa, por essa parcela da sociedade que está absolutamente doente.

AS CARACTERÍSTICAS DOS ÍNDIGOS, A MULTIMENSIONALIDADE E A INTERDIMENSIONALIDADE

Quanto às características e atributos dos Índigos, deve-se salientar que são características que estão potencialmente disponíveis a todos os seres humanos, como bem salientou a especialista em Psicologia Transpessoal, Maria Cristina M. de Barros.

A diferença é que nos Índigos encontramos um conjunto desses atributos ativados e presentes, se manifestando em seu comportamento usual e diário. Sabemos que os medos básicos do ser humano são:

Eu não sou digno.
Eu sou impotente.
Amor significa dor.
Meu mundo não é seguro.

Esses medos são campos ou pacotes de energia de determinada frequência vibratória, relacionados a sentimentos de carência que foram estimulados e alimentados nos seres humanos desde sua infância pelos pais, familiares, e, também, pela própria herança genética tanto familiar quanto do coletivo mais amplo dos antepassados.

Entre os indivíduos de frequência vibratória Índigo, o que se observa é que eles, ao que tudo indica, não trazem consigo esses medos básicos; pelo contrário, eles sabem e sentem-se dignos; sentem-se potentes e capazes; são essencialmente amor e amam; sentem-se em segurança neste mundo.

A grande questão para eles é que precisam se identificar, se reconhecer e se aceitar como são! No caso dos Adultos Índigo, eles precisam de ajuda para conseguir alcançar tal reconhecimento e aceitação.

Se considerarmos as características e os atributos dos Índigos apresentados no Capítulo 5 deste livro e o processo evolutivo do ser humano comentado anteriormente, poderemos fazer algumas relações tanto com a visão holística quanto com a visão transdisciplinar. Julgo importante pensar tais relações como uma forma de trazer luz para a compreensão dos Índigos, uma geração representativa da evolução humana.

O precursor do atual paradigma holístico foi Jan Smuts (1870-1950), filósofo e estadista sul-africano que influiu de modo decisivo no processo de integração da união sul-africana e destacou-se como um dos pioneiros do movimento antiapartheid. Ele criou o termo "holismo", divulgado em seu livro *Holismo e Educação*, em 1926, onde afirma a existência de uma tendência holística integradora e fundamental no Universo.

Smuts sustenta que a matéria tem o potencial da vida e da mente: "Matéria, Vida e Mente, longe de serem descontínuos e distintos, aparecerão como séries mais ou menos interligadas e progressivas do mesmo grande Processo. Esse Processo aparecerá como subjacente, como explicação das características de todos os três e resultará na Evolução, tanto orgânica quanto inorgânica, na continuidade que ela parece não possuir, de acordo com as ideias científicas e filosóficas atuais" (Crema, 1988).

De acordo com Smuts, a síntese afeta e determina as partes de tal modo que elas funcionam para o todo; e o todo e suas partes, por isso mesmo, se influenciam reciprocamente, se determinam um ao outro e aparecem mais ou menos como fundindo seus caracteres individuais: o todo está nas partes e as partes estão no todo, e essa síntese está refletida no caráter holístico das funções das partes tanto quanto do todo.

Levando em conta o princípio único do holismo, Smuts substituiu o conceito de Vida pelo de Todo, e aponta para o aspecto individual e também universal da Mente como um "órgão do Todo", cuja nova ordem caracteriza-se pela liberdade, flexibilidade e criatividade.

Smuts afirma ainda que o objeto do movimento holístico é o Todo e amplia a definição de holismo até uma dimensão universal, de acordo com Crema (1988).

A última atividade do universo, sintética, ordenadora, organizadora e reguladora, explica todos seus agrupamentos e sínteses estruturais, partindo do átomo e das estruturas físico-químicas, até a personalidade humana, passando pela célula, pelos organismos e pela mente dos animais. O caráter de unidade ou de totalidade sintética que tudo permeia e que está em constante crescimento em tais estruturas nos leva ao conceito de holismo como a atividade fundamental subjacente que coordena as outras, assim como uma visão do universo como um Universo Holístico (Crema, 1988).

Encontramos ainda, em Smuts, uma tentativa de integração da Teoria da Evolução das Espécies de Darwin, da Física de Einstein e de suas próprias observações, que visa a desenvolver uma teoria da evolução do cérebro e da matéria.

A integralidade, segundo Smuts, é característica fundamental do universo, o produto do impulso de síntese da natureza. O holismo é autocriativo, e suas estruturas finais são mais holísticas do que suas estruturas iniciais. Essas integralidades, na verdade, essas uniões, são dinâmicas, evolucionárias e criativas. Elas progridem para uma complexidade e integração cada vez mais altas. Smuts observou que a evolução tem sempre um caráter de aprofundamento, de interiorização espiritual (Crema, 1988, p. 62).

Diante do que propõe Smuts, parece apropriado sugerir que os Índigos são a manifestação do Todo, da Vida em uma nova forma ou faceta mais consciente, mais evoluída e diferente. Os Índigos são uma parte do Todo, e contêm e manifestam esse Todo.

De acordo com Roberto Crema (1988), em seu livro *Introdução à Visão Holística*, a teoria da evolução criativa de Smuts permanece atual e é confirmada por diversos cientistas de vanguarda, a exemplo de Ilya Prigogine. Apenas faz-se necessário atualizar o termo holismo trocando-o por holística ou paradigma holístico.

A teoria de Smuts, assim como o paradigma holístico, explica perfeitamente a essência e a tendência do processo evolutivo não só humano como de todo o planeta e do Cosmos. Existe, como ele refere, uma tendência à progressão na direção da complexidade e à integração cada vez mais elevada. Além disso, ele afirma o caráter de aprofundamento e de interiorização espiritual, o que é perfeito para explicar a manifestação, em determinado ponto da história humana, de seres como os Índigos, com um nível de consciência mais expandida e com um grau de espiritualidade mais evoluído e manifesto. Esse movimento evolucionário não cessa por aqui, ele prossegue e vai nos conduzir a outras formas de manifestação humana, tais como a frequência Cristal, a frequência Arco-Íris e outras que já estão nascendo como resultado desse Processo de Evolução Criativa. Os nomes que daremos a tais manifestações humanas importam menos do que a nossa compreensão e acolhimento desses seres entre nós.

Para essa compreensão, julgamos importante e oportuna a definição de Universo Holográfico apresentada por Peggy Phoenix Dubro e baseada no Dr. David Bohm, a qual diz que o Universo é uma imagem holográfica, e que há padrões de interferência holográfica em todos os lugares do espaço. O universo físico é uma projeção dos padrões de interferência holográficos que se originam em uma realidade superior oculta ou implícita. As estruturas holográficas são definidas por sua longitude de ondas. Já as estruturas fora do âmbito de sintonia de nosso corpo físico nos são indetectáveis. Em outras palavras, as vibrações ou as frequências que podemos sintonizar definem nossa realidade.

É, provavelmente, por isso que é difícil para as pessoas que estão em determinado nível de consciência e vibração diferente da dos

Índigos sintonizar com eles e, assim, perceber o que eles percebem, da forma como percebem. Mais difícil ainda, talvez, seja sentir como eles sentem ou com a mesma intensidade.

Outra definição necessária é a de holograma, uma construção codificada na qual cada parte contém o todo, uma construção que codifica todas as propriedades dos padrões de interferência que criam o holograma. Cada parte tem o mesmo significado que o todo, quer dizer, que é uma estrutura onde cada ponto está em contato com os demais pontos. Vivemos, portanto, em um holograma cósmico. É dessa forma que cada fóton de luz contém toda a informação do universo. Se o universo está em constante evolução, cada ser que nasce está manifestando essa evolução, é claro!

Levando em conta essas informações, parece mais fácil entender como podemos nos comunicar em rede sem usar aparelhos como computadores e telefones, apenas mentalizando o nome de uma pessoa ou focando nossa atenção e intenção em fazer contato com ela. É assim que nos comunicamos também com outros seres, como os animais e as plantas, e com a água ou outros elementos da natureza.

É desse modo que podemos saber de muitas coisas sem termos lido livro algum. Podemos antecipar acontecimentos ou referir informações claras sobre vidas passadas sem o menor esforço ou sem passar pela técnica de regressão. Essas, aliás, são capacidades que os Índigos vêm manifestando progressivamente na direção de uma maior complexidade, como nos demonstra claramente Smuts e sua teoria da evolução do cérebro e da matéria.

Faz-se necessário lembrar dos três pilares da Transdisciplinaridade: os diferentes níveis de realidade, a lógica do terceiro incluído e a complexidade.

DIFERENTES NÍVEIS DE REALIDADE

Entende-se por nível de realidade um conjunto de sistemas invariantes sob a ação de um número de leis gerais como, por exemplo, as entidades quânticas, as quais estão radicalmente separadas das leis do mundo macrofísico. Isso significa que dois níveis de realidade são diferentes se, passando de um ao outro, houver ruptura das leis e ruptura dos conceitos fundamentais, como, por exemplo, a causalidade.

Embora os cientistas ainda não tenham conseguido encontrar uma formulação matemática que permita a passagem de um mundo ao outro e que a descontinuidade manifesta no mundo quântico também se manifeste na estrutura dos níveis de realidade, isso não impede os dois mundos de coexistirem. Uma prova disso é a nossa própria existência, já que nossos corpos têm, ao mesmo tempo, uma estrutura macrofísica e uma estrutura quântica. A descoberta de pelo menos dois níveis de realidade diferentes, no estudo dos sistemas naturais, é um acontecimento de suprema importância na história do conhecimento de nós mesmos, aqui e agora (Nicolescu, 1999).

Em nosso século, Husserl e outros pesquisadores, em um esforço de questionamento sobre os fundamentos da ciência, descobriram os diferentes níveis de realidade pelo sujeito observador. No entanto, eles foram marginalizados pelos filósofos acadêmicos e incompreendidos pelos físicos, fechados em sua própria especialidade. Eles foram, de fato, pioneiros na exploração de uma realidade multidimensional e mutirreferencial, em que o ser humano pode reencontrar seu lugar e sua verticalidade (Nicolescu, 1999). Muitos desses cientistas foram representantes da frequência Índigo aqui no planeta, em uma época onde tais características de funcionamento humano eram consideradas, no mínimo, bizarras.

Bem, se é verdade que há diferentes níveis de realidade e que nossos corpos têm uma estrutura quântica além de uma macrofísica, porque não admitir a possibilidade de que sejamos capazes de nos comunicar com outros níveis de realidade, com seres extrafísicos, com guias e mestres espirituais? Nesse caso, o que poderia me impedir de comunicar o meu nome para minha mãe antes de nascer como fazem as crianças atualmente para seus pais, de acordo com numerosos relatos e depoimentos? Sabemos, pelos inúmeros depoimentos, que isso, de fato, vem ocorrendo com as novas gerações de Índigos ou Geração Y.

O Terceiro Incluído

O segundo pilar da transdisciplinaridade é chamado de terceiro incluído. Ele nos mostra que, na medida em que admitimos a existência de diferentes níveis de realidade, podemos aceitar e compreender a existência de um terceiro dinamismo, o do estado "T", incluído em uma nova lógica, em que temos "A", "não A" e "T", e na qual seus dinamismos são associados por um triângulo, em que um dos ângulos situa-se em um nível de realidade e os outros dois dinamismos em outro nível de realidade. Na lógica clássica, teríamos aí uma situação de dinamismos contraditórios e inconciliáveis. Entretanto, na nova lógica, o terceiro termo "T", incluído, exerce-se em outro nível de realidade, no qual aquilo que parece desunido (onda ou corpúsculo) está de fato unido (quantum), e aquilo que parece contraditório é percebido como não contraditório (Nicolescu, 1999).

Nessa tríade, os três termos coexistem no mesmo momento do tempo. Na lógica do terceiro incluído, os opostos são, antes, contraditórios: a tensão entre os contraditórios promove uma unidade mais ampla que os inclui.

Isso me faz lembrar do filme *Quem somos nós?*, que mostra, com a estória da personagem principal e dos depoimentos de diversos cientistas, como a realidade possui diferentes níveis e infinitas possibilidades de realização, de concretização.

A COMPLEXIDADE

Simultaneamente ao aparecimento dos diferentes níveis de realidade e das novas lógicas (entre elas, a do terceiro incluído) no estudo dos sistemas naturais, um terceiro fator veio se juntar para desferir o golpe de misericórdia na visão clássica do mundo, e esse fator é a complexidade (Nicolescu, 1999).

A teoria da física quântica, por exemplo, pretendia, com algumas partículas, descrever toda a complexidade física. No entanto, em 1960, esse sonho desmoronou, pois centenas de partículas foram descobertas com os aceleradores de partículas. Houve outras tentativas de simplificação que não funcionaram, pois sempre surgem outros e novos níveis de complexidade que impossibilitam o encontro de soluções, na prática.

Segundo Basarab Nicolescu (1999), as teorias unificadas são muito poderosas no nível dos princípios gerais, mas bastante pobres na descrição da complexidade de nosso próprio nível.

A complexidade invade todos os campos do conhecimento. O ideal de simplicidade de uma sociedade justa, baseada em uma ideologia científica e na criação de um "ser humano novo", desabou sob o peso de uma complexidade multidimensional. O que restou, baseado na lógica da eficácia pela eficácia, não é capaz de nos propor outra coisa senão o fim da história.

Coloca-se aqui uma questão importante: a complexidade da qual falamos seria uma complexidade desordenada, ou esconderia uma nova ordem e uma simplicidade de uma nova natureza que justamente seriam o objeto do novo conhecimento?

Segundo Nicolescu (1999), trata-se de escolher entre um caminho de perdição e um caminho de esperança. A verdade é que existe uma coerência atordoante na relação entre o infinitamente pequeno e o infinitamente grande. E, entre as duas extremidades – simplicidade e complexidade – falta o terceiro incluído, o próprio indivíduo.

Já que há essa coerência atordoante, não seria a geração de Índigos justamente a manifestação da complexidade e desse terceiro incluído? Não seriam os Índigos representantes do ser humano que se move em evolução constante, entre o macro e microuniverso, entre diferentes e múltiplas dimensões, entre a simplicidade e a complexidade?

Características como se comunicar com guias e mestres espirituais, lembrar-se com riqueza de detalhes de vidas passadas, hipersensibilidade que se manifesta por meio de inúmeras alergias e vulnerabilidade emocional, necessidade urgente de estar em contato com a natureza, atração forte pelo mundo espiritual, viagens espontâneas fora do corpo, amigos invisíveis, habilidade de curar os outros com as mãos ou com a simples presença, dons como a telepatia e a clarividência, entre outros, podem ser entendidos como manifestações da complexidade crescente, que reina em todos os sistemas naturais, e podem ser explicadas pelas novas lógicas e pela coexistência de diferentes níveis de realidade.

A multidimensionalidade, que implica possuir simultaneamente propriedades ou características de mais de um plano vibratório ou sistema de coordenadas, também é importante na compreensão das características e comportamento dos Índigos, já que eles são seres multidimensionais que não só existem como também percebem e se comunicam com várias dimensões de existência.

A multidimensionalidade supõe a ideia de que há dimensões fora de nosso mundo tridimensional normal, e constitui-se de uma constatação e de uma declaração básica das teorias mais avançadas da Física (Dubro y Lapierre, 2006).

Conforme o Dr. Abad Merchán, antropólogo e sociólogo diretor regional de programas culturais do museu do Banco Central do Equador, ressaltou, estamos vivendo um momento único e muito especial em termos de aceleração evolutiva da humanidade. Temos de reconhecer, segundo ele, que a presença destas novas crianças, jovens e adultos tão talentosos representa o símbolo em vida de uma mudança transcendental da humanidade atual, só comparável às grandes descobertas históricas para a adaptação ao longo da chamada ascensão do ser humano, tais como o fogo, a agricultura ou a revolução industrial (Paymal, 2007). Um estudo equatoriano realizado durante quatro anos, com início em 2001 e dirigido pelo Dr. Patrício Pérez Espinoza, psicólogo clínico, e por sua equipe de médicos e pedagogos, concluiu que nessas novas gerações vislumbram características e talentos assombrosos que nos fazem pensar que o conjunto da humanidade está passando para outra etapa evolutiva.

É necessário que haja um despertar, um dar-se conta de que somos seres humanos e como tal somos um conjunto holístico: físico, mental, espiritual, social e emocional, que se relaciona permanentemente com seu entorno. Segundo a Dra. Yanet Del Socorro Díaz, psicóloga transpessoal colombiana, somos seres humanos reencontrando nossas missões, nosso caminho e quem somos. Há algo mais dentro de nós, afirma ela. É o encontro com o espírito, com a vida. Trata-se de uma conexão entre todos os seres da natureza. Temos de ir ao nosso interior, dentro de nós mesmos, para reconhecer esse ser que atravessa muitas experiências de vida (Paymal, 2007).

A Dra. Yanet prossegue dizendo que viemos recordar, por meio da memória celular, o sentido de que tudo está dentro de nossas células. Tudo está gravado em nosso corpo, são os arquétipos, como denominou o psicólogo Carl Gustav Jung. Um arquétipo é uma estrutura particular/universal que está dentro de nossa memória, seja física ou energética. O redespertar de nossas células depende de um movimento da consciência, que pode ser estimulado e ativado por técnicas como a meditação, a dança, a música, a pintura, entre outras.

Reflexões

Depois de expormos todos esses conceitos, visões e descobertas, será que fica mais clara a intenção deste capítulo em especial, dentro deste livro? Espero que sim!

Tendo em vista todas as janelas e portas abertas pelos cientistas e pesquisadores, que só foi possível com muita observação, sensibilidade, análise e acompanhamento amoroso de nossas experiências ao longo de nossa história, suponho que fique mais fácil agora admitir que nossa espécie humana evoluiu e continua a evoluir. Mesmo com os "bolsões" de agrupamentos humanos que se esforçam para nos convencer de que o ser humano involuiu, mostrando-nos todo o tipo de atrocidades e brutalidades que são capazes de praticar, nós temos outros bem mais numerosos bolsões de seres humanos que não deixam dúvida de que estamos avançando paulatinamente em nosso processo de humanização, com a expansão de nossa consciência e da sutilização de nossa matéria viva, feito física aqui na Terra.

Apesar de toda a normose que bloqueia a passagem da energia para um estágio mais sutil, bloqueando também a mente no caminho de alcançar a mente supramental, cada vez mais nascem seres capacitados, com DNA e dons ativados, que já chegam com conhecimento, sabedoria e sensibilidade suficientes para não cair em armadilhas de robotização, de manipulação e, consequentemente, de desumanização. Esses seres, muitos já adultos agora, vieram com capacidade de acessar a mente supramental mais facilmente ou já com o acesso ativado, manifestando predominantemente sua essência.

Estão nascendo aqui e agora, na Terra, seres capacitados para partir, desde os estágios iniciais de vida, totalmente voltados para a Unidade que somos com todos e com o Cosmos. Seres humanos diferentes que já formam grande número de adultos maduros e prontos para assumir sua missão de preparar o mundo para receber as novas gerações com total amorosidade, com um olhar absolutamente renovado, com paz no coração, com aceitação incondicional, com alegria e com disposição para ajudá-los, e não para controlá-los, em seu processo de evolução e na realização da missão que vêm realizar.

De acordo com algumas definições da Psicologia Transpessoal, pode-se inferir que os Índigos, ou a frequência Índigo, já vêm ao mundo com um Eu Superior ou com um Supraconsciente mais ativado e, portanto, manifesto e livre de certos conflitos. Sim, pois os Índigos nascem com a consciência ampliada, expandida e sabe-se que é somente com a expansão da consciência de vigília que se pode acessar uma ordem mental superior, de acordo com Vera Saldanha (1999).

Os Índigos apresentam um nível de espiritualidade mais desenvolvido, ou uma inteligência espiritual destacada, e isso implica clareza quanto aos valores morais e éticos, e uma conexão facilitada com a própria Essência e com o Cosmos.

Considerando o Eixo Evolutivo em torno do qual gira o processo terapêutico transpessoal, sabemos que é necessário para a evolução do indivíduo/ser humano que ele seja capaz de alcançar novas respostas e *insights* para suas questões existenciais, e isso só é possível na medida em que ele avança para níveis mais elevados de consciência. Essas respostas, resoluções ou *insights* emanam dos níveis do supraconsciente, ou Eu Superior, e, de acordo com Roberto Assagioli (1996), médico italiano, psiquiatra e criador da Psicossíntese, é um estado de consciência experimentado e vivido em certos momentos de elevação, no qual saímos dos limites do conhecimento ordinário. Experimentamos, então, uma sensação de ampliação e de expansão sem limites, junto com uma alegria e felicidade imensas, algo inefável e inexplicável em palavras. Aí se inicia o contato com o Mistério, com a Realidade Suprema da qual não se pode falar, afirma Assagioli (1996).

Para fortalecer e embasar essa inferência que faço sobre os Índigos, vejamos o que afirma a terapeuta e escritora americana Doreen Virtue, autora de diversos livros sobre o tema e uma das produtoras do filme *Indigo Evolution* (A evolução dos Índigos): no nível da quarta dimensão de consciência, os seres humanos tornam-se conscientes da Lei Universal da Unidade, a qual estabelece que somos todos Uno, que estamos todos conectados e que qualquer coisa que afeta um indivíduo/ser afeta a todos nós. Os Índigos já vêm com esse conhecimento em sua consciência, o que os leva a serem guerreiros para muitas causas que envolvem a cura do planeta.

Essas gerações são compostas de seres multidimensionais e interdimensionais, ou seja, são capacitados para comunicar-se com outras dimensões e para atuar em diferentes níveis de realidade, algo que sempre foi um potencial humano, mas que agora já vem ativado em um número cada vez maior de seres humanos e que vai mudar profundamente a relação humana com ela própria, com outras espécies e com o Cosmos.

"É da natureza do universo evoluir de maneira vagarosa, porém, em uma medida de constante crescimento, de busca de inteireza, plenitude e bem-aventurança."

Jan Smuts

Se não todos
Nós...
Se não formos
Nós...
Se não agora
Quando?
Seremos nós?
No agora que é um só tempo
Me adentro e
Busco o sol
No tempo que
É só agora
Me enlaço e
Me encanto
Com a sombra
Do que sou Eu
Me afundo e
Me desnudo
Desfraldo a
Céu aberto
A face de quem
Não sou
E apago naquele
Espaço

A face que já
Passou...
Deflagro noutro
Momento
Que é tempo
De não só ser
A hora de
Renascer
A Luz que me
Acompanha
É clara e
Infinita nota
Do som que
Define a Vida
Sonata de mim
Partida
Acordes de minha
Ida
Melodia que não
Tem mais fim
Sou Eu no
Infinito Tu
Somos nós
Na imensidão azul...
Ingrid Cañete

Como todos nós evoluímos para a melhor conclusão de nossas missões espirituais, serão completamente automatizados os meios tecnológicos de sobrevivência, permitindo que o homem focalize sua atenção nos eventos de sincronicidade que contribuem para o seu crescimento pessoal e coletivo. Tal crescimento permitirá que o ser humano ingresse em estados de consciência mais elevados, transformando inclusive a densidade do seu corpo, que passará a ser cada vez mais sutil e se unirá a uma dimensão de existência pós-vida, colocando um fim ao ciclo sucessivo de nascimento e morte.

A nona visão... a cultura emergente.
James Redfield, em A profecia Celestina

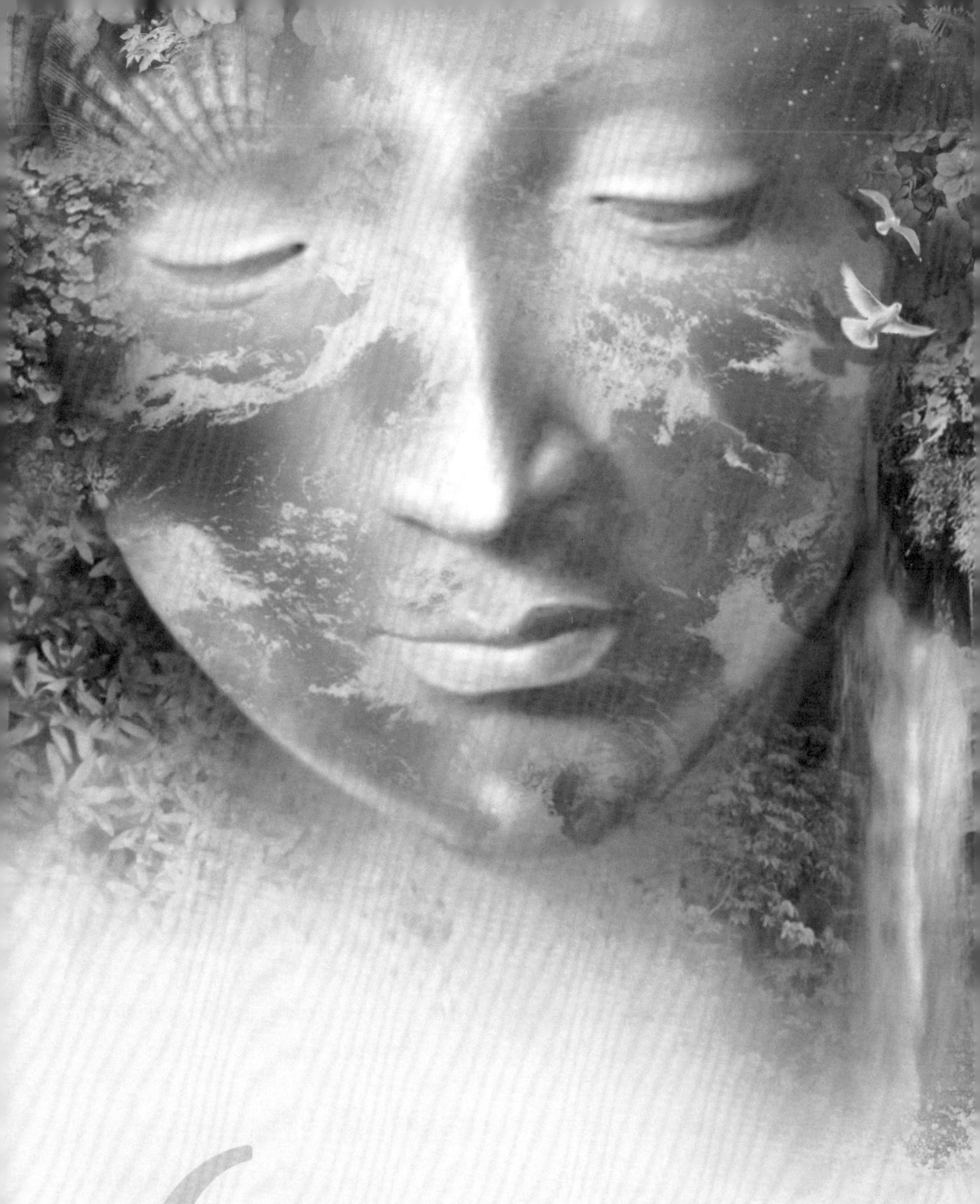

CAPÍTULO 6 A frequência Índigo: energia sutil e seus reflexos

A Síntese

A síntese não é algo estático, e sim algo vivo, movimento. Sem cessar, nós temos de fazer a união entre o superior e o inferior, entre o masculino e o feminino, por meio dos conflitos, das tristezas, a fim de vivermos essas bodas interiores.

Para os antigos terapeutas, Jesus não era somente um personagem histórico. Ele era também um arquétipo. O arquétipo que faz, em nós, a síntese não apenas do masculino com o feminino, mas também a síntese do divino com o humano. Assim, Jean Yves Leloup[4] nos fala sobre o arquétipo da síntese, em seu belíssimo livro *Caminhos da Realização* (p.189).

O Deus que habita dentro de nós é a fonte de autoconhecimento e a conexão com a Força Cósmica. Esse princípio de inteligência amorosa é parte de nós e não pode ser excluído de nossa vida, pois é a origem de toda a vida, afirma Monachesi e Limocelli (p. 109).

As autoras do livro *Adultos Índigo*, publicado na Argentina, em 2005, propõem que a evolução humana, entendida como parte do

---

[4] Sacerdote ortodoxo, Phd em Psicologia, conferencista e autor de diversos livros.

Plano Mestre Universal, escolheu esta época para manifestar uma grande mudança na humanidade. A introdução da frequência Índigo impulsiona a um reencontro com o Divino e com o Sagrado dentro de nós e, consequentemente, com o Divino e o sagrado no outro e em Tudo O Que É.

O estado ampliado de consciência permite ao ser humano levantar alguns véus e descobrir princípios metafísicos universais comuns a todas as crenças e culturas, a todas as civilizações. Essa consciência expandida é que possibilita o encontro com a unidade que somos, com todos os seres e com o Cosmos. É o espírito humano que nos conecta e nos une muito além de todas as diferenças.

Conforme explica Doreen Virtue, com a mudança vibratória que está sendo experimentada pelo nosso planeta, o ser humano está tendo a oportunidade de "ascender" da consciência de terceira dimensão para as dimensões superiores. Na medida em que a consciência se expande e ascende mais, o mundo Superior também se aproxima mais, até que não haja mais "separação", e sim apenas uma sequência contínua chamada "Consciência Multidimensional".

Alcançando tal estado de consciência, o ser humano é capaz de ascender tanto aos reinos materiais quanto aos espirituais com facilidade. Para isso, ele já não necessitará de meditação intensa, pois seu acesso é imediato e evidente, afirma a autora. (Artigo: Quem são as Crianças Índigo e Cristal - www.starchild.com.za)

Os seres humanos funcionando em estado multidimensional têm acesso ao seu estado angelical ou à sua Essência, e se reconhecem a si mesmos como seres Espirituais ou Anjos que possuem também um corpo humano, uma existência física por meio de um corpo físico. Muitos dos adultos Índigo-Cristal que fizeram sua transição já alcançaram esse estado de consciência. É por isso que uma das características mais fortes e marcantes da frequência Índigo é o sincretismo, a síntese. Tal característica está relacionada, do ponto de vista físico e fisiológico, a uma integração dos hemisférios direito e esquerdo, que está localizada no cérebro, bem na altura e na direção da região entre as sobrancelhas, também chamada de "terceiro olho".

Esse ponto corresponde ao chacra da percepção consciente, que nos permite ver além do mundo visível e dota-nos da habilidade psíquica para perceber o Todo, ou, em outras palavras, privilegia a visão holística ou sistêmica. Esse chacra ou região corresponde à coloração azul Índigo, de acordo com os estudos da parapsicóloga e metafísica americana Nancy Ann Tappe, apresentados em seu livro *Compreendendo sua vida através da cor* (Tereza Guerra, p.30).

É por meio dessa característica que, em especial, os Índigos, principalmente os adultos, estão conseguindo promover mudanças importantes, pois diminuem significativamente a distância entre o pensar e o agir. Eles conseguem, com rapidez impressionante, analisar o Todo que envolve uma situação ou contexto e logo após sintetizar e apresentar, no mínimo, uma solução ou resposta, sempre de alta qualidade e precisão.

O Dr. Nelson Lima, neuropsicólogo e cientista diretor do Instituto da Inteligência e que trabalha com crianças superdotadas, revela que os Índigos possuem uma arquitetura cognitiva totalmente diferente, já que existem muito mais ligações entre os neurônios. Além disso, eles parecem ter uma capacidade inata para entender o mundo e as leis que o regem, além de uma visão holística dos problemas e uma inteligência espiritual fora do comum. Eu diria que os Índigos têm uma alma muito grande, conclui o Dr. Nelson Lima (Tereza Guerra, p.41, no livro *Crianças Índigo*, artigo também disponível na internet www.institutodainteligencia.blogspot.com).

A Natureza da Multidimensionalidade

A existência de diversas dimensões já é objeto de estudo de muitos cientistas que supõem, por seus estudos, que existem pelo menos 11 dimensões, de acordo com a Teoria das Supercordas.

A filósofa, educadora e terapeuta transpessoal portuguesa Tereza Guerra afirma com clareza e precisão que nosso mundo material é um somatório de vibrações, uma interseção de campos de energia e, portanto, uma verdadeira rede de campos mentais ativados e interligados à Mente Cósmica Interdimensional. Aquilo que pensamos modifica a realidade, e as imagens que criamos concebem o desenvolvimento dos acontecimentos. Tudo o que pensamos, segundo Teresa, assim como tudo o que inventamos, são verdadeiras canalizações, vem de fora de nós, pois todos canalizamos ou nos conectamos com informação cósmica, multidimensional (p.95 e 96, *O Poder Índigo*).

As descobertas dos cientistas prosseguem, e a Teoria do Tudo que Einstein tanto buscava, em seus últimos anos de vida, continua sendo buscada. Até agora, a mais forte candidata é uma variação da Teoria das Supercordas, a Teoria M, que é consistente apenas se o Universo tiver muito mais do que quatro dimensões. As implicações de tais descobertas implicam abrir mão de todas as certezas e verdades tidas como absolutas até então, pois se relacionam com as leis físicas. Somos chamados a abrir nossos olhos e, especialmente, nossas mentes e Espíritos para o que vem por aí. Os cientistas acreditam que o nosso Universo observável seja apenas uma parte mínima de um Multiuniverso. Conforme alerta Tereza Guerra (p.97), somos levados a adotar uma visão de nossa consciência multidimensional, parte integrante desse Multiuniverso. Percebemos agora, afirma ela, como o nosso ego é limitado pelas leis físicas que o envolvem.

Até tempos recentes, os seres humanos nascidos na Terra eram de terceira dimensão, ou seja, sua consciência estava encerrada na terceira dimensão. Eles funcionavam completamente ligados ao plano material e físico, em que a espiritualidade era vista como algo externo e fora do funcionamento normal e diário. Esse funcionamento humano estava concentrado nos três primeiros chacras.

Como ser de terceira dimensão, a consciência é de separação e individualidade, não havendo sentido de unidade ou unicidade, que é um fator de consciência dimensional superior. Em decorrência disso, os humanos construíram uma sociedade de sofrimento e de tristeza baseada no medo, no medo da carência e da não sobrevivência, em nível individual. Tal situação conduziu os seres humanos à ambição, às guerras e aos desequilíbrios.

Os Índigos, ou a frequência Índigo, vêm trazer a chave da Multidimensionalidade, pois embora tenham nascido em corpos físicos de terceira dimensão, sua consciência está efetivamente na quarta dimensão e capacitada a avançar rapidamente para a quinta dimensão.

Os seres humanos de frequência Índigo e Índigo-Cristal vêm com o conhecimento da quarta e da quinta dimensões, e, por isso, uma das características deles é pensar sempre no Todo e em termos de "nós", de coletivo. Eles são eminentemente cooperativos, naturalmente solidários desde sua primeira infância, e nasceram assim, pois vêm com o conhecimento da Lei Universal da Unidade, da quarta dimensão, que diz que estamos todos interligados e que somos interdependentes. Assim, o ego não tem lugar real na vida de um Índigo.

Alcançando a quinta dimensão, os Índigos tornam-se conscientes de si mesmos como Criadores. A percepção dessa dimensão ama criar novas formas de pensar e de ser.

O próximo passo, em direção à sexta dimensão de consciência, é transcender a dualidade (bom e mau, certo e errado etc.) e adentrar no reino onde tudo é voltado para o bem-estar da totalidade. Quando a frequência Índigo se expande para frequência Cristal, esses seres humanos entram na consciência de sexta dimensão.

Assim, o potencial existe em todo ser humano para que ele prossiga em sua jornada evolutiva em direção a níveis de Consciência mais elevados. De acordo com Doreen Virtue, cada avanço na expansão da consciência se reflete nas cores da aura ou campo energético.

Nosso futuro, afirma ela, deverá ser composto de níveis de consciência superiores, percepção da interconexão de todas as coisas e desejo por uma vida criativa e qualificada, que logo se tornará a característica de todos os seres humanos no planeta.

Eu acredito profundamente nesse futuro. Como o tempo, na verdade, não existe, sendo apenas uma criação humana limitada pelos nossos sentidos e pelas nossas leis físicas, eu creio que esse futuro já está aqui e agora, configurado e acessível a qualquer um de nós que se atrever a sair da caverna (parábola de Platão) e a olhar o sol e todas as maravilhas e recursos que estão ao nosso dispor.

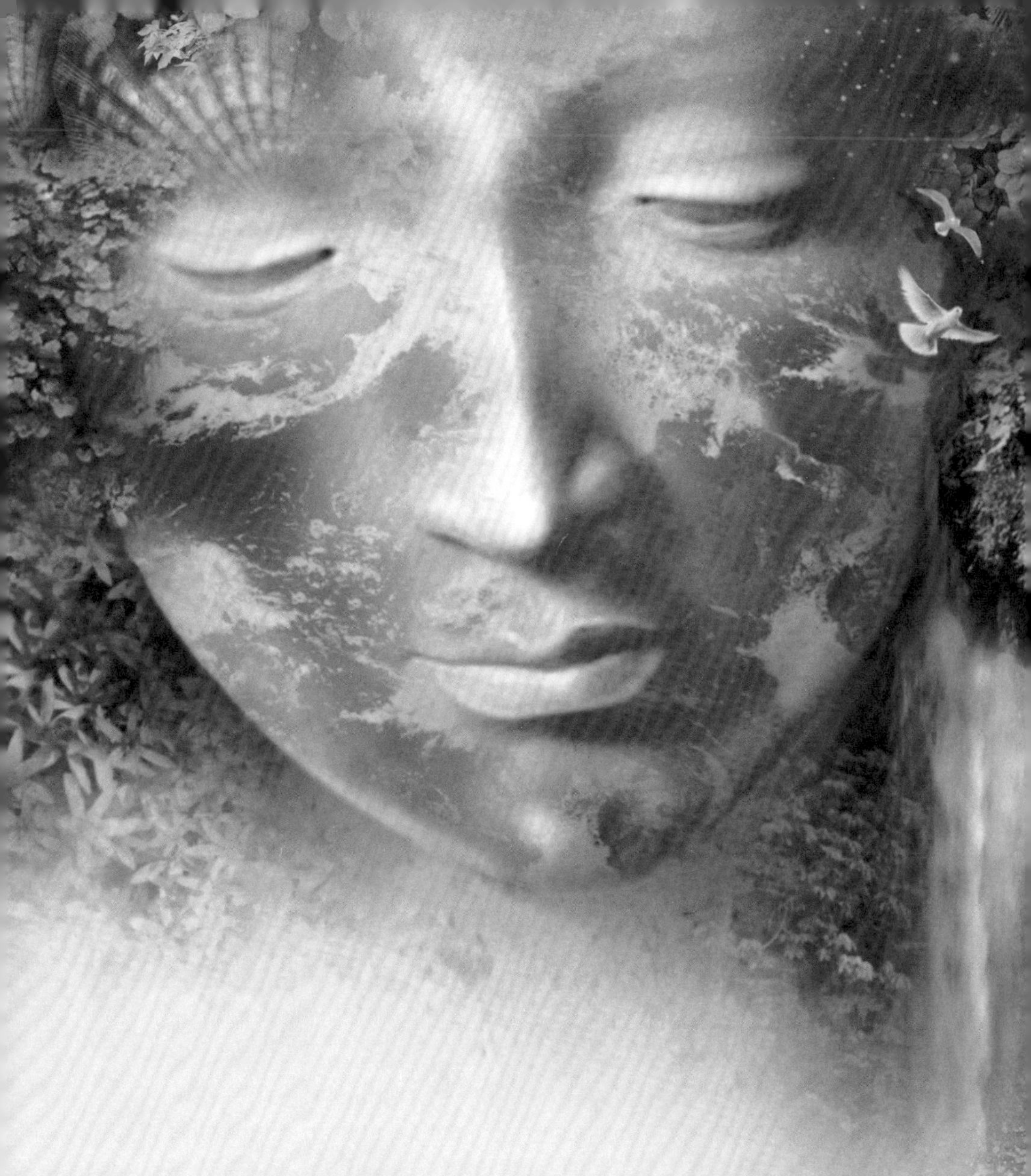

CAPÍTULO 7
Os desafios do Adulto Índigo

Para chegar à Terra,

as almas passam pelo Sol

para preparar-se, porque a Terra é um planeta muito físico. Depois, passam por outros planetas do sistema solar.

Flavio Cabobianco - Vengo del Sol

Talvez a reunião de nossas visões sobre o mundo que nos cerca com as visões sobre nosso mundo interior seja uma faceta satisfatória da recente evolução da ciência.

Ilya Prigogine in Danah Zohar, O ser quântico

Baseado no que já discutimos nos capítulos anteriores, está claro que não são poucos os desafios de ser um Adulto Índigo. Nossa trajetória foi marcada pela descoberta, geralmente dolorosa, de nossas diferenças serem tão acentuadas que não eram suportadas pelos pais, professores e colegas, ou mesmo pelos amigos.

Essa experiência desde muito cedo me fez mais sensível e solidária a todos os seres que, de algum modo, são diferentes daquilo que foi estabelecido como "normal" ou "padrão". Da mesma forma, ser um pioneiro não é fácil. Paulo Leminski, escritor paranaense, afirmou, certa vez, sabiamente: "essa história de tentarmos ser quem somos ainda vai nos levar mais além...". Acho que isso é perfeito para nós, Índigos, especialmente para os adultos, pois viemos antes de a massa crítica ser formada. Chegamos aqui no planeta antes, em uma época em que ainda éramos poucos diante da densidade energética predominante. Trouxemos conosco o desafio de ser quem realmente somos. Trouxemos um enorme potencial para manifestar aqui na Terra por meio da existência física. E, para termos êxito, "teria sido maravilhoso" que nos tivessem dado um manual de orientações para que, desde o começo, a gente pudesse ter, digamos, mais segurança, ou para que, ao menos, fôssemos poupados de alguns danos extras.

Ah! No entanto, nossa história foi outra, sem manual algum, e aqui estamos, sãos e salvos, com algumas cicatrizes e muita bagagem de aprendizado. Como nada é por acaso, estou "quase" convencida de que isso tudo faz parte de um plano – observem que eu disse "quase"!

Einstein comentou a respeito de tal plano quando disse: "Deus não joga dados, existe um Plano!". Eu acredito nisso, de verdade. Creio que o Plano Divino nos propôs esse desafio e, nós, aceitamos vir ao planeta como agentes de transformação, ou, em se tratando de seres humanos, agentes de provocação.

Isso porque, se você quer ver um ser humano ficar invocado e sentir-se provocado, é só falar em mudança, principalmente se a mudança passar por ele, envolvê-lo!

Nossa chegada com a frequência Índigo ao planeta de imediato trouxe-nos o desafio de inúmeras transformações em nossos corpos mental, emocional e físico, pois entramos em contato com a frequência vibracional (nível de consciência) predominante neste planeta. Outro tremendo desafio foi, e continua sendo, encarar as atitudes e as reações (da família, da escola, da sociedade) diante de nosso comportamento, sempre considerado, no mínimo, estranho ou esquisito, quando há boa vontade, e chato ou "incomodativo", quando não encontramos essa tal de boa vontade.

O depoimento a seguir, recebido de uma Adulto Índigo na faixa dos 40 anos de idade ilustra bem, e com bom humor, essa questão.

> *Comecei a ler seu livro ontem e já terminei! Gostei muito. Uma estória me emocionou: a do patinho feio. É isso mesmo, Ingrid. O engraçado é que muitas pessoas acham LINDA a questão Índigo ENQUANTO elas mesmas não se depararem com um. Melhor orientar Índigo QUEM É ÍNDIGO, não é? Há terapeutas que começam a tratar alguém e quando se deparam com umas "esquisitices" falam: "Você está esquisito", "Que coisa estranha querer se isolar, ficar sozinho". NO PAPEL, É LINDO, mas eles são obrigados a lidar com*

coisas que não estão acostumados, mesmo sabendo da existência de Índigos. Claro que há exceções!

Como é bom saber que não estou só, que não sou louca, que existem outras pessoas iguais a mim. Isso é reconfortante.

Outra coisa de que me lembro do livro é do comentário: "Índigo não precisa nem abrir a boca para incomodar". ISSO É VERDADE!

Luiza, 40 anos, Brasil

Ao longo de nossa jornada até chegarmos à idade adulta passamos por muitas mudanças e, segundo Maria Monachesi (p.92), observar e investigar tais mudanças talvez seja uma das tarefas mais desafiadoras. A densidade do corpo físico não consegue se manter fechada diante da frequência Índigo, basicamente porque não pode, e também porque não teria sentido, já que um dos propósitos evolutivos é justamente elevar a vibração da matéria, fazendo-a mais sutil, explica a autora e pesquisadora argentina.

A sensação de estar fora do corpo, senti-lo como pesado, ver nele um obstáculo, a falta de enraizamento (ou aterramento), como se estivéssemos vestindo uma roupa de criança que já não serve mais, é, em muitos casos, o resultado dessa carga de energia maior que não pode ser contida nos limites da "embalagem" chamada "corpo humano", explica Monachesi.

Em virtude das inúmeras mudanças que ocorrem durante o processo de adaptação da frequência Índigo e Cristal à densidade e ao corpo físico, são frequentes mal-estares e sintomas diversos, sendo possível que algumas enefermidades se instalem devido à falta de compreensão e de hablidade para lidar com o processo.

Os depoimentos a seguir ilustram bem essa sensação de incômodo e de não cabimento no corpo físico, de sentir-se limitado por ele.

"A sensação que sempre tive é a de que meu corpo é um obstáculo. Ninguém entende: é como se ninguém mais estivesse em minha frequência e eu sozinha devesse tratar de adequar-me ao resto. É muito difícil: caio e volto a levantar-me."
Mitsuko, 23 anos, Peru (in Monachesi, p. 92)

Custou-me muito ajustar-me a meu corpo. Às vezes, sinto que ele não me acompanha ou que não vem por onde quero levá-lo. Quem sabe fui eu que não soube ser amiga dele, que não o compreendi e que o adoeci. Estou trabalhando amorosamente para melhorar nossa relação, já que ele é o veículo que me permite realizar a experiência da vida, essa encarnação.
Monica A., 38 anos, Argentina

DDA (Distúrbio de Déficit de Atenção) e Hiperatividade

Hiperatividade e Déficit de Atenção são um dos importantes desafios a serem enfrentados pelos Adultos Índigo e por toda a sociedade, uma vez que a frequência Índigo está acessível, em potencial, a todos os seres humanos.

Devido a algumas características e comportamentos apresentados pelos Índigos, eles têm sido crianças e adultos diagnosticados de forma equivocada como portadores de distúrbios, tais como DDA (Distúrbio de Déficit de Atenção) e DDAH (Distúrbio de Déficit de Atenção com Hiperativiade).

Sabemos que chama a atenção hoje no mundo o aumento expressivo do número de casos de pessoas diagnosticadas como DDA. Só nos Estados Unidos estima-se que existam entre 10 e 15 milhões de pessoas com esse distúrbio e que, em torno de 40 a 50% delas, façam uso de drogas, de acordo com a Dra. Ana Beatriz Barbosa (p. 145).

Segundo essa médica especialista em psiquiatria e medicina do comportamento, o comportamento DDA nasce do que se chama trio de base alterada, constituído pelos seguintes sintomas: alterações da atenção; impulsividade e velocidade da atividade física e mental. A alteração da atenção é o sintoma mais importante e condição *sine qua non* para se efetuar o diagnóstico, afirma a Dra. Ana B. Barbosa. Uma pessoa com comportamento DDA pode ou não apresentar forte tendência à dispersão, acrescenta a médica autora do livro *Mentes inquietas*, que trata minuciosamente o assunto (p. 21).

Há muitas dúvidas e questões abertas à pesquisa nesta área e apenas uma certeza, afirma ela, a de que os sistemas neuroquímicos (da química cerebral) se encontram alterados nas pessoas com DDA e nisso reside a origem do problema (p. 179).

Agora, uma pergunta que me acompanha há algum tempo: quais são as causas dessa alteração neuroquímica? Pode essa alteração ser causada pelo estresse vivido pelo indivíduo já no período de sua gestação, logo após o nascimento ou mesmo em outras fases da vida? E, no caso de ser causado pelo estresse, o diagnóstico não deveria se de CRP em vez de DDA?

A própria Dra. Ana Beatriz é quem afirma, em uma postura ética e humilde, que devemos saber e considerar que a chave que abre o funcionamento do DDA – e que talvez não seja a única – seria como uma ferramenta capaz de abrir várias portas deixando passar conteúdos distintos que, "misturados" em proporções individualizadas, permitiriam a formação das diversas estruturas DDAs. Tal visão prossegue e parece-nos apropriada, uma vez que nenhuma hipótese sobre a origem do funcionamento DDA se mostrou, por si só, capaz de explicar todos os casos de DDA. Destaca-se ainda o fato de que o estresse provocado por ambientes desestruturados, ou mesmo o aumento de demandas no desempenho pessoal ou social, pode exacerbar em grande escala os sintomas do DDA, bem como fatores estressantes somados podem alterar a bioquímica de um cérebro geneticamente predisposto e levá-lo a manifestar, tanto em caráter qualitativo quanto quantitativo, a tríade de sintomas a tal nível que o indivíduo passaria a apresentar o Distúrbio de Déficit de Atenção, de fato (p. 180).

A Dra. Ana Beatriz acrescenta ainda que pessoas com uma carga genética predisposta ao DDA jamais irão desenvolvê-lo se viverem em um ambiente que ela denomina de "bem estruturado".

Merece destaque, também, outra colocação da médica, sobre a plasticidade da bioquímica cerebral que a torna passível de mudanças a cada momento vital. Assim, conclui ela, a biologia cerebral que se possui ao nascer (com forte carga genética) pode sofrer alterações de intensidades variadas em resposta ao ambiente externo.

Isso significa que traumas físicos ou psicológicos muito dolorosos podem deixar "cicatrizes" no corpo e na alma, e também na estrutura funcional da massa cerebral (p.181 - Mentes inquietas).

Tais afirmações são de extrema importância para o alerta que desejo fazer neste capítulo. Os casos de Índigos e Cristal diagnosticados como DDA e Hiperativos têm se multiplicado, e o pior dessa rotulação equivocada é que ela está conduzindo a consequências bastante graves do ponto de vista da saúde pública.

Tenho lido, ouvido e recebido inúmeros relatos de casos de crianças, de jovens e de adultos rotulados como DDA e hiperativos sem terem sido adequada e criteriosamente avaliados por uma equipe multidisciplinar, e o que é pior e mais grave, eles estão sendo medicados com psicotrópicos, principalmente com Ritalina (metilfenidato). Além da Ritalina, há outro medicamento também à base de metilfenidato que tem sido prescrito nesses casos de diagnóstico de DDA e hiperatividade, que está sendo chamado, ironicamente, de CONCERTA (veja mais informações sobre esse medicamento nos anexos, ao final deste livro).

Há algo ainda mais grave do que médicos e profissionais de saúde medicando de forma maciça a população. Eu me refiro a professores e diretores de escolas, geralmente particulares, que estão constrangendo e induzindo pais a medicarem seus filhos com Ritalina, sob pena de estes não poderem mais ficar na escola, e com ameaça de reprovação no final do ano. Isso está acontecendo, de fato, no Brasil e no exterior, e, sem dúvida, é algo alarmante. É a normose instalada em mais uma roupagem!

Depoimentos e relatos têm chegado de diferentes estados do Brasil, e sabemos, por contato com colegas e profissionais de outros países e por meio da literatura sobre o assunto, que essa medicação irresponsável e massiva vem acontecendo há alguns anos.

Por mais que eu tenha conhecimento a respeito desses dados e fatos, sempre me indigno e fico estarrecida ao ouvir mais um relato sobre tal situação. Trata-se de um crime que vem sendo cometido pela sociedade, que permite que suas crianças e jovens, sementes de esperança da transformação deste mundo em um mundo mais justo e saudável no futuro, sejam dopados à revelia. Sim, porque não há termo melhor para definir os efeitos da Ritalina no comportamento humano.

Além disso, devemos atentar para o fato de que a Ritalina é mais uma droga a estimular, desde a infância, o hábito da dependência química. Sem contar que o uso desses medicamentos tem sido altamente questionado por inúmeros médicos e pesquisadores. Isso porque seus benefícios ainda não foram comprovados, mas seus malefícios sim, se evidenciam e não têm como ser previstos ou controlados, já que estas drogas inoculadas em organismos tão jovens, ainda em formação, podem provocar modificações até mesmo permanentes em toda fisiologia humana.

José Manuel Piedrafita Moreno alerta para o uso da Ritalina em crianças na faixa de 3 anos de idade, já que a Ritalina, apesar de ser uma droga legal, não deixa de ser uma droga do tipo das anfetaminas. É, portanto, uma droga que vicia, que causa dependência. Ele relata que conheceu uma menina de 10 anos de idade medicada com Ritalina e que, ainda que sua aparência fosse de tranquilidade, ela transmitia-me a mesma energia de uma pessoa totalmente drogada e anulada. Tinham-lhe prescrito Ritalina aos 5 anos, pois era "agressiva", e tiveram de retirá-la da escola porque, graças aos efeitos secundários da Ritalina, ela havia se tornado, de fato, agressiva.

Eu mesma já atendi a crianças, jovens e adultos que faziam uso da Ritalina. O que eu observei, assim como o que os pais ou os próprios me contaram, foram efeitos que deixam as pessoas abobadas, funcionando como robôs, sem capacidade de dar respostas criativas a nenhum estímulo. A energia vital fica golpeada, cortada, o brilho nos olhos se esvai. As pessoas que usam Ritalina ficam literalmente anestesiadas e domesticadas. É claro que, quando se trata de crianças, isso parece ser milagroso, visto que muitos pais e professores desejam lidar com máquinas ou mecanismos obedientes, que apenas sigam os padrões: estímulos padronizados, testes e provas padronizados, reações padronizadas.

Um dos inúmeros depoimentos que recebi sobre o tema DDA e Ritalina revela a situação e sua gravidade, bem como, neste caso que vou citar, o quanto é importante a participação, a sabedoria, o comprometimento e a sensibilidade dos pais para lidar com tais situações.

Este depoimento veio em resposta a uma apresentação em Power Ponit que fiz, de uma palestra do psiquiatra Thomas Sazs sobre os efeitos da Ritalina no ser humano.

> *Cara Ingrid,*
>
> *Meu filho mais novo, que hoje está com 15 anos, sempre foi considerado normal, dócil, tranquilo e inteligente. Em 2001, por dificuldades escolares, ele foi diagnosticado, após um eletroencefalograma e 15 minutos de "entrevista" com um neurologista, como portador de DDA. Consequentemente, foi-lhe receitado Ritalina. Após tomar os primeiros comprimidos, apareceram minúsculos pontinhos vermelhos em seu rosto, logo abaixo dos olhos. Suspendi imediatamente o tratamento. Não apenas li a bula da Ritalina, como também conversei com médicos e psicólogos, além de procurar informação via internet. Convenci-me de que a Ritalina pode ser útil em algum tipo de doença, mas não no caso do meu filho.*

De lá para cá, temos enfrentado dificuldades com a escola. Embora ele tenha repetido o 1º ano do Ensino Médio, constatei que o que ocorre com ele é "atenção seletiva", assim, ele precisa aprender a trabalhar com assuntos sobre os quais não tem muito interesse. Também observei que as escolas, por mais caras que sejam, não estão preparadas para a maioria das crianças e jovens de hoje. Lembro-me que, há 40 e poucos anos, eu já achava as aulas uma chatice, e hoje, elas continuam sendo ministradas da mesma forma, embora as crianças de hoje sejam muito mais evoluídas do que as crianças de 40 anos atrás.

Muito obrigada, do fundo do coração, por nos enviar esta apresentação. Vou passar adiante.

Todo meu carinho e muita luz,

Ana Teresa, 54 anos, Brasil

Nesse sentido, vale a pena assistir a um filme chamado *Nunca é tarde para amar*, com a atriz Michelle Pfeiffer, cujo enredo é bem atual, sobre pais separados, vida para as mulheres depois dos 40 anos etc. O que desejo ressaltar é a atuação dela como mãe de uma menina que está entrando na adolescência. Ela é chamada na escola porque sua filha, que é superinteligente, madura e criativa, estaria com "problemas de rendimento escolar". Como mãe, ela reage com muito amor e sábia objetividade ao manifestar sua opinião sobre os padrões da escola nos quais querem que sua filha se encaixe. É o cinema e a arte dando "toques" sobre os dramas absurdos que criamos para nós mesmos na sociedade atual.

Alerta

Meu alerta aqui é para os Adultos Índigo, pois, como adultos, eles podem tomar mais cuidado, buscar mais informações e ajuda criteriosa para seus problemas e tensões. Como adultos, vocês são responsáveis por si mesmos, pela própria saúde e também são responsáveis pelas crianças e pelos jovens. De vocês e do exemplo que vocês estão dando dependem muito as atitudes e os comportamentos das crianças e dos jovens de hoje. Lembrem-se de que o exemplo, e só o exemplo, arrasta! Assim, se você ou seu filho, amigo ou alguém que você conhece foi diagnosticado como DDA e/ou hiperativo, preste atenção: a primeira providência a tomar é checar profunda e exaustivamente esse diagnóstico, buscando profissionais seriamente recomendados. No entanto, isso não basta. Busque informações você mesmo, leia sobre o assunto e use muito sua intuição e sensibilidade para decidir confiar no profissional e no seu diagnóstico.

Saiba que o diagnóstico do Distúrbio de Déficit de Atenção (DDA), com ou sem hiperatividade, é muito difícil de ser feito. Faltam profissionais adequadamente preparados para fazer esse diagnóstico, que só pode ser realizado por profissionais qualificados e experientes. Além disso, é preciso uma avaliação multidisciplinar e multidimensional criteriosa Multidisciplinar ao envolver profissionais de diferentes áreas, como psiquiatra, psicólogo, neurologista, professor e psicopedagogo; e multidimensional ao envolver a consideração e a avaliação das dimensões física, mental, social e espiritual.

De acordo com Condemarín, Gorostegui e Milicic (2006, p.47), entre as dificuldades de se realizar um bom diagnóstico, cabe destacar as expectativas não realistas do meio e as diferenças culturais na interpretação da conduta. Entre o que se considera hiperatividade e o que se considera inquietação pode haver diferenças notáveis, dependendo da pessoa que avalia; portanto, requer-se um avaliador especialista nesse distúrbio e em suas características.

Além disso, as autoras e os especialistas no assunto recomendam não considerar DDA ou DDAH um quadro originado em algum estressor ambiental que esteja causando sintomas semelhantes aos do distúrbio referido. Deve também ser levada em conta a conduta inapropriada para a idade e o nível de desenvolvimento, ou seja, a hiperatividade que em uma criança de 4 anos pode ser normal, já não o é para uma criança de 10 anos (p. 48, 2006).

E, mais ainda, se a conduta hiperativa não se apresenta em múltiplas situações, mas apenas em determinadas circunstâncias, deve-se buscar as causas no meio ambiente. Isso vale tanto para as crianças quanto para os adultos. Se a concentração aparece e se instala no comportamento, em situações e temas que despertam interesse e motivação, então, não se trata de DDA ou DDAH. Para diagnosticar DDA e DDAH é preciso que a conduta ou comportamento não tenha sido explicado por outros transtornos ou causas oriundas do meio ambiente.

Os Rótulos

Rotular é algo sério e grave para qualquer ser humano, é um estigma que fica para a vida toda e que, provavelmente, vai influenciar positiva ou negativamente a vida de uma pessoa, em toda sua trajetória. Não é exagero afirmar que os rótulos aprisionam, enquadram e limitam o ser humano, que é um ser complexo, dinâmico e multifacetado, impossibilitando ou dificultando sempre sua expressão real em toda sua plenitude e riqueza.

O sofrimento imposto a uma criança, por exemplo, nos primeiros anos escolares, é terrível e deixa marcas, cicatrizes, que mesmo tendo sido "esquecidas" e depositadas no seu inconsciente, vão influenciar todas as áreas e decisões de sua vida. Um adulto de 60 anos relatou-me, pouco antes de falecer, um trauma que havia guardado com ele por toda sua vida e que, segundo ele, havia feito que deixasse de manifestar e de expandir seus talentos, além de limitar sua vida afetiva. Contou-me que, certa vez, nas séries iniciais, uma professora sua lhe abordou na fila que faziam para entrar na sala de aula e disse-lhe que sua letra era horrível. Além disso, também lhe segredou que ele era muito chato, e que provavelmente teria dificuldades de se relacionar, pois ninguém gostaria dele. Isso o marcou de tal forma que ele nunca se casou e também nunca conseguiu expandir seu gosto pela escrita, enfrentando grande dificuldade para escrever sua dissertação de mestrado, que levou alguns anos para concluir. Foi um processo muito sofrido, me confidenciou ele, e ele nunca se esqueceu daquela professora.

Parece forte demais, parece impossível de acontecer? Mas acontece, e muito, com muita frequência, e se todos tivessem consciência da influência que podem causar sobre a vida e o destino dos seus semelhantes, tenho certeza de que o mundo já estaria muito diferente e para melhor!

O grande problema em criar rótulos para designar alterações comportamentais, segundo a Dra. Ana Beatriz Barbosa (2003, p.16), é que eles acabam sendo um reflexo do nível de conhecimento sobre aquele assunto em dado momento, e por isso mesmo quase nunca refletem a verdade que, de fato, existe nessas alterações.

Condemarín e suas colegas (2006, p.68) alertam que, como quase sempre são os professores que identificam e rotulam os alunos, é de grande importância avaliar o que eles descrevem e a maneira como observam os alunos. O rótulo, ou estigma, tem muito a ver com a necessidade do ser humano de etiquetar, dividir, classificar, ordenar, catalogar tudo e todos. É uma necessidade relacionada com o hemisfério esquerdo do cérebro e, por conseguinte, com a visão racional e mecanicista, que naturalmente reduz, simplifica e limita tudo o que for objeto de seu estudo e análise. Essa visão, já sabemos, pertence ao velho e antigo paradigma.

Assim, ressalto que, da mesma forma, a expressão Índigos e Cristal não devem ser usadas como rótulos, jamais. Precisamos atuar no sentido de evitar esse uso inapropriado dos termos. Por isso, tenho adotado em minhas palestras e cursos a expressão "crianças, jovens e adultos de agora" como forma de ampliar os horizontes em relação ao tema e de não criar apego.

Eu, particularmente, reverencio a frequência Índigo e sou muito grata por ter vindo sob sua égide e influência para essa vida, mas faço a ressalva devido à referida tendência do ser humano de catalogar e de, com isso, limitar sua percepção, consequentemente, limitando os horizontes das relações humanas. Faço isso para evitar, até onde puder, mais um rótulo e mais uma fonte de equívocos e de sofrimento para todos nós.

Por essas razões, eu não concordo com a Dra. Ana Beatriz Barbosa quando ela afirma com absoluta naturalidade: "Afinal, não se tem DDA, se é DDA" (p. 16).

Eu não acredito que, independente de nossos talentos e limitações, nós, seres humanos, caibamos dentro de qualquer rótulo ou diagnóstico. Nós somos bem mais, somos maiores do que os rótulos e podemos sempre surpreender a nós mesmos e a médicos e terapeutas.

Que nós, profissionais, utilizemos nomes e códigos para fins de estudo é compreensível e razoável, mas assumir um rótulo e sugerir às pessoas que assumam como sua identidade representativa um rótulo que denota um distúrbio, é um pouco demais, creio eu. O ser humano, em seu processo evolutivo, vem revelando-se cada vez mais um ser multidimensional e transcendental, descobrindo-se com potencial ilimitado, e não pode, a esta altura, aceitar que sua identidade passe a ser um rótulo. Seja ele qual for. No entanto, neste caso, trata-se de um rótulo que, na classificação oficial das doenças, é um transtorno mental, segundo a APA – Associação Americana de Psiquiatria.

Nossa inteligência transcendente e energética há de nos conduzir bem mais além...

Como entender o que se passa com os Índigos

O que acontece com os Índigos é que, por serem muito inteligentes e possuírem uma qualidade e quantidade de energia superior além de uma inteligência emocional e espiritual elevadas, eles não conseguiram, por exemplo, se adaptar a escolas e a professores que exigiam comportamento disciplinado, quase imóvel, de ficar calado, sentado, sossegado, de só falar quando chamado, de cumprir regras que não lhe fazem sentido e de obedecer à autoridade do professor. A história dos Índigos é a história das novas gerações, que não conseguem se submeter ao modelo padrão e tradicional de educação, pois vem com necessidades e expectativas bem diferentes daquelas que esse modelo vigente oferece. Aliás, um modelo que há muito está vencido, com prazo de validade esgotado!

Eu e muitos adultos de minha geração vivemos a situação, dia após dia, de ter de reprimir perguntas, pois não havia espaço para elas nas aulas, de ter de horas e horas de disciplinas e conteúdos sobre os quais não tínhamos o menor interesse ou curiosidade, e que até hoje não lembramos nem aplicamos em nossa vida.

Nós podemos compreender bem que, além da submissão ao sistema de ensino, nós somos o espelho do meio em que vivemos e nos criamos, o espelho de nossos pais, professores e sociedade. Aprendemos por imitação. Se vivemos em um mundo no qual todos andam a 250 ou 350km por hora, sem tempo para nada, sempre correndo e acelerados, é claro que nós nos tornamos acelerados por simples imitação, como bem assinala José Manuel Piedrafita Moreno. Além disso, o meio ambiente interage com nossa genética e provoca alterações, como afirmou Dra. Ana Beatriz.

O comportamento que os médicos diagnosticam como Síndrome ou Distúrbio de Déficit de Atenção com hiperatividade nada mais é do que energia mal dirigida, revelando distração e, portanto, pouca capacidade de prestar atenção, afirma Tereza Guerra (p.95, *Crianças Índigo*).

Essa energia é mal dirigida por falta de estímulos adequados e de ambiente adequado para se expressar, para manifestar essa energia, desde a mais tenra idade. Isso acontece, invariavelmente, por falta de interesse, de sensibilidade e/ou de capacidade dos adultos para ouvir de verdade as crianças, para darem voz a elas e para se dedicarem a conhecê-las, pois só as conhecendo podemos oferecer estímulos adequados que despertem a motivação do indivíduo.

Os adultos das histórias comentadas anteriormente nunca encontraram uma explicação para esse seu comportamento. Foram rotulados e medicados, muitos ficaram à mercê dos remédios e com seus dons enfraquecidos, com seu poder de desbravador e rompedor de fronteiras adormecido, ou melhor, entorpecido.

O Dr. Fernando Donadio, psicólogo clínico, relata que, em sua experiência, tem observado um incremento da dislexia e dos problemas relacionados à leitura e escrita e à falta de atenção e hiperatividade. Ele não acredita que Crianças e Adultos Índigo desenvolvam esses problemas, e sim que o que os leva a tais problemas é o tipo de educação que recebem, incompatíveis com suas características. Como são pessoas com uma qualidade superior de energia, e qualidade se associa a quantidade, possuem uma bagagem de energia muito alta, ou seja, uma maior frequência vibratória corresponde a uma maior quantidade de energia.

Se não encontram a maneira adequada de canalizar tal energia, aparecem, por exemplo, as desordens mencionadas. Segundo o psicólogo, esses transtornos estão presentes em grande número de adultos de vibração ou frequência Índigo, especialmente a dislexia e a falta de concentração (Monachesi, p.98).

Vejamos nos depoimentos de alguns Adultos Índigo como se pode perceber essa dificuldade de canalização da alta quantidade e qualidade da energia e, consequentemente, a dificuldade de adaptar-se ao meio ambiente. A seguir, um trecho do depoimento de Jane, apresentado no início do livro:

Aos 4 anos fui para a escola muito feliz; minha mãe narra que estava ansiosa para começar a estudar. Lembro-me do meu entusiasmo a cada novo dia no colégio, onde permaneci até a oitava série. Marcou-me, profundamente, no chamado "prézinho", o dia em que a professora deixou toda a turma de castigo, sem recreio, porque um ou dois colegas estavam fazendo bagunça. Uma grande injustiça, porque criança de 4 anos deve brincar e, se a "aula" não é atrativa e causa desinteresse, o problema maior, no meu sentir, é do educador, que conduz os trabalhos, sem falar no fato de que os demais, como eu, por exemplo, nada tinham a ver com a bagunça dos outros. Sempre questionei tudo e todos, desde muito novinha. Meu pai me adjetivou de contestadora.

Naquele cenário, um colégio pequeno, onde todos eram conhecidos pelo nome, inaugurei, aos 12 anos, o diretório estudantil e passei a presidi-lo. Era também a dançarina solo nas apresentações de final de ano. Cantava no coral.

Jane, 35 anos, Brasil

Desde criança, até a adolescência, quando saía a caminhar sozinho, às vezes ficava desorientado e me perdia. Na adolescência, tive problemas com a leitura: lia, mas não sabia o que havia lido; minha mente e concentração estavam em outro lugar.

Humberto, 40 anos, México

Nesses depoimentos constatamos a experiência de alguns adultos em sua trajetória escolar, que confirma o que foi exposto. Assim como eles, eu também incluo o meu depoimento pessoal:

Quando criança, eu tinha verdadeiro fascínio por ler e escrever! Ficava tentando ler tudo, placas de propaganda, jornais, revistas e livros, bula de remédio, enfim, tudo. Eu aprendi a ler sozinha e, aos cinco anos de idade, já lia perfeitamente, e já escrevia e identificava as letras corretamente. No entanto, ao entrar para a escola, aprendi a conviver em um ambiente de pressão, de controle e regras rígidas, e sentia uma espécie de ameaça sempre presente. O ar ou a energia da escola me sufocava e entristecia em vez de me alegrar e possibilitar a realização de meu sonho que era estudar, escrever, ler muito, aprender muito sobre tudo o que me interessava. Nos anos de ensino fundamental, fui tentando me encaixar no sistema, mas sempre com uma sensação de dor e lamentando por não encontrar o que eu procurava. No segundo grau e na faculdade, ficaram evidentes esses sentimentos por meio de notas quase sempre na média ou mesmo bem abaixo dela. Quanto mais eu me sentia distante dos professores e da linguagem que eles usavam, do afeto que não tinham para ensinar, mais minhas notas baixavam. Pensava eu, nesta época, que deveria existir um modo mais "inteligente e sábio", um modo mais interessante e simples de ensinar e de aprender. Fui chamada várias vezes pelo serviço de orientação e tive uma supervisora de estágio, uma psicóloga, que chegou a questionar minha capacidade intelectual, pode?

Eu realmente me dou conta, hoje, com as informações e conhecimento de que disponho, o quanto realmente me mantinha fora, distante de muitas aulas e conteúdos que eram dados de forma impositiva e totalmente enfadonha. Quando eu estudava, eu realmente estudava, lia, relia e fazia resumos dos conteúdos, mas não adiantava, minha alma e meu coração não estavam lá, eles viajavam longe, pois não suportavam aquilo tudo.

Eu não entendia, às vezes, porque estudava e não conseguia tirar notas mais altas! Hoje eu entendo perfeitamente, inclusive porque as melhores notas e a maior satisfação eu tive nas disciplinas em que os professores eram próximos, eram humanos, eram inteligentes, mas, bem mais do que isso, eram criativos, sábios e sensíveis. Eram verdadeiros professores que amavam a gente e sua profissão, e passavam esse amor por todos os seus poros. Eu me encantava, me deliciava e tirava excelentes notas, sem precisar estudar ou fazer esforço.

Fica evidente que nosso sistema educacional está com o prazo de validade esgotado há muito tempo, e profundas mudanças são necessárias e urgentes!

Educar realmente não é encher um balde, educar é acender um fogo! Amo essa frase, pois ela traduz muito bem tudo o que vivi e senti, e acho que traduz o que continuam a viver as crianças e jovens de agora.

Adulto obediente e comportado é adulto saudável?

Essa pergunta é feita por Doreen Virtue, no livro de Lee Carroll e Jan Tober, em relação às crianças. Eu faço agora essa pergunta referindo-me aos adultos! Em que a educação vigente conseguiu nos transformar?

Um psiquiatra e amigo meu, já falecido, costumava dizer que o sistema educacional vigente cumpre bem a função de nos deseducar, nos afastando de nossa essência, do amor, do equilíbrio e nos deixando deformados, justamente pela carência do amor e pela abundância de medos e de culpas cultivados em nós, ao longo dos anos.

Eu concordo plenamente, e, pelos depoimentos que tenho recebido de pais, jovens e professores, creio que hoje, devido à cronificação da doença que acomete esse sistema, o que predomina é a perversidade e a desumanização. Isso não de é se estranhar em uma sociedade e em uma civilização que adoeceu e caminha a passos largos para o autoextermínio.

Mas, voltando à pergunta, sabemos que os adultos de hoje são crianças que no passado foram "vítimas" de imposição, de controle, de disciplina rígida e da carência de amor. Pois bem, imaginem que esses adultos, muitos deles Índigos, deram muito trabalho, pois não sentiam medo dentro de si, eram muito inteligentes, maduros, e, muitas vezes, sabiam mais do que os professores, questionando-os com objetividade e convicção. O que os professores poderiam fazer para controlar seres cada vez mais vivos, humanos e incontroláveis? O que poderiam fazer diante da vida em transformação desejando se manifestar sob novas formas e comportamentos? Aham, a ciência entrou com uma ajuda providencial: os medicamentos, claro!

Essa é a forma mais eficaz de matar o mal pela raiz, de impedir que a vida e sua criatividade infinita aflorem e se manifestem. Medicar é a forma mais poderosa e contundente de impedir a "mudança".

Então, já na década de 1960, surgiu o medicamento.

O mais famoso e mais utilizado na atualidade, a Ritalina (metilfenidato), é uma droga do grupo das anfetaminas que vem sendo utilizada em larga escala no mundo todo para controlar as novas gerações, para que se comportem, sigam as normas, se encaixem nos padrões, obedeçam aos adultos, às autoridades, aos governos. Não é à toa que está sendo chamada de "a droga da obediência"!

RITALINA

Segundo a Dra. Doreen Virtue, já em 1996, nos Estados Unidos, 65% das crianças diagnosticadas com o suposto Distúrbio de Déficit de Atenção e Hiperatividade são tratadas com Ritalina. No Brasil, não temos estatísticas conhecidas e específicas até o momento, mas pelas informações que colhemos sabemos que, com certeza, um grande e crescente número de crianças, de jovens e de adultos vem sendo medicado ou dopado com a Ritalina.

Já ouvi pais defenderem o uso da Ritalina em seus filhos dizendo que se não fosse por isso, eles teriam enlouquecido, não teriam conseguido criar e suportar os próprios filhos. Eu sou humana e sensível, além disso, sou psicóloga, e por isso compreendo esses pais e sinto compaixão por eles, pois me coloco no lugar deles. No entanto, não posso deixar de chamar a atenção para o equívoco que pode estar sendo cometido na medida em que grande parte dos diagnosticados com DDA e hiperativos não o são e, provavelmente, são Índigos! Além disso, sabemos que filhos são espelhos do comportamento dos pais e daqueles que os cuidam e com quem convivem mais. Se esses pais são agitados, estressados, andam a 300km por hora sem se dar conta disso; se esses pais não têm mais tempo nem para cuidar de si mesmos, falam rápido, são superficiais nas relações, são ansiosos e angustiados, e oscilam comportamentos eufóricos com comportamentos depressivos, por exemplo, é óbvio que as crianças e os jovens vão repetir tais comportamentos e reproduzir o padrão. Esse é o chamado "efeito espelho". O aprendizado, como já explicado, se dá pela imitação.

A NORMOSE

Lembra-se da normose, caro leitor? Eis aqui um claro exemplo do que ela é capaz: pais que massacram a si mesmos e acham isso normal e que, por isso, envolvem os próprios filhos nesse massacre e acham tal comportamento normal. Por isso defendem o uso da Ritalina e de outras drogas, por isso acham normal uma escola sugerir essa medicação, e acham normal, até mesmo, uma escola sugerir que seu filho é portador de distúrbios emocionais ou doenças mentais, entre outros.

Além disso, conforme também já mencionamos, o ambiente e suas condições mais ou menos estruturadas têm efeito e poder de transformar até mesmo a bagagem genética trazida pelo ser humano de tal modo que comportamentos potenciais não se manifestam e novos comportamentos são gerados, ou seja, criados, a partir da influência do meio sobre o indivíduo. Cabe lembrar que a normose é um processo inconsciente, portanto, a solução é buscar a consciência, sempre!

OS SISTEMAS DE CICLO-LIMITE

Lembra, querido leitor, dos sistemas de ciclo-limite? Pois bem, o que estamos vivendo em relação às novas gerações, denominadas Índigo, é um claro exemplo dos sistemas de ciclo-limite em ação. Setores da sociedade, incluindo pais, escolas e governo, resistem em aceitar que a humanidade está mudando. Fazem de tudo, até "loucuras", para manter o *status quo*, para negar a mudança, a nova realidade. No entanto, um belo dia esse sistema se romperá e uma nova configuração de humanidade e de sociedade humana irá aparecer, ou melhor, será percebida pela maioria! E isso não por que eu estou dizendo ou querendo, nem porque muitos de nós estamos querendo, mas simplesmente porque esse é o movimento natural da vida, são as Leis Naturais e do Universo em ação.

O uso da droga e o medo

A droga tem sido a "saída", mas não a solução, mais fácil e rápida buscada pela nossa sociedade que insiste em só olhar para fora, para o mundo externo e foge desesperadamente de voltar-se para o seu interior. Um olhar cuidadoso e paciente para dentro de si evidenciará que as soluções, as verdadeiras soluções, estão dentro de nós. No entanto, devido à pressa e ao medo, busca-se a droga. Não é de admirar que a drogadição cresça assustadoramente em nossa sociedade. É preciso dar-se conta de que há uma indústria do medo agindo às soltas. O medo é fabricado para nos controlar. Recebemos um *chip* de medo e aceitamos viver com ele como se fosse algo normal, como se não existisse outra forma de se viver se não assolados pelo medo. E não é assim, isso não é verdade.Há muita gente que ganha dinheiro com o medo, muita. No entanto, o que alimenta a indústria do medo somos nós, com a pressa que nos impede de parar e pensar, que nos impede de nos conectarmos com a nossa essência e com a Fonte Universal, com Deus, de onde vem nossa energia vital e nossa consciência e poder. Com a pressa e com o medo cada vez maior de não conseguir realizar coisas que nem sabemos por que fazemos, nosso medo é retroalimentado e cresce, cresce, cresce.

Assim, adotar a Ritalina sem critérios rigorosos e um diagnóstico apurado e competente feito por profissionais é estimular a drogadição, é dar um aval para o que está à nossa volta, é botar "lenha na fogueira", como diz o ditado popular.

É importante salientar que, pela formação dos médicos, sua orientação é medicar e dar uma solução para o problema de quem o procura. Os médicos são, durante anos, "catequizados" para, pode-se dizer, sem medo de errar, serem "todo-poderosos", sua onipotência é altamente estimulada em nome de uma postura científica e neutra para poder exercer seu ofício. No entanto, qual é o preço dessa catequização? É alto, e todos estamos pagando, principalmente médicos que sofrem calados, sem coragem ou sem saber como desabafar e pedir ajuda, afinal, eles têm de saber de tudo e ter solução para tudo! Contudo, devemos lembrar que justamente a categoria médica é altamente e cada vez mais atingida pelo estresse e pela drogadição, e que os médicos são tão seres humanos quanto todos nós!

A IMPORTÂNCIA DO DIAGNÓSTICO BEM FEITO

Esse título ressalta que não basta uma consulta de 15 ou 20 minutos, como nos relata e delata o depoimento de Ana Teresa, citado anteriormente, para diagnosticar DDA, Hiperatividade ou Bipolaridade, é preciso uma avaliação multidisciplinar com neurologista, psicólogo, psicopedagogo, professor, pais e a família, além de muito critério, calma e sensibilidade.

Ainda assim, a Ritalina e outras drogas psicotrópicas só devem ser adotadas em casos realmente muito graves. Nesse caso, o cuidado deve ser triplicado (!) quando se trata de crianças de até sete anos de idade.

Como ressalta Carolina Hehenkamp, uma criança é um presente de Deus e deve ser vista, respeitada e tratada como tal. Eu digo isso em relação aos adultos, pois todo adulto tem uma criança que habita em seu interior, e é sua criança interior que necessita de cuidados, de atenção e de amor. Quando algo não vai bem, e sua relação com o meio e com os outros não vai bem, conecte-se com sua Criança Interior e dê atenção e ouvidos a ela. Se não puder fazer isso sozinho, busque ajuda de alguém em quem confie e que sinta ser capaz de ajudá-lo, ou busque um profissional, como um terapeuta transpessoal, por exemplo.

Os efeitos da Ritalina

O Dr. Peter Breggin, diretor do Centro de Psiquiatria e Psicologia de Mariland (EUA) e professor e membro do Conselho da Universidade Jons Hopkins, famoso autor de numerosos livros sobre os prós e os contras do uso de medicamentos químicos como, por exemplo, a Ritalina e o Prozac, diz o seguinte: Em muitos casos, os pais recebem, graças à prescrição de "drogas", o curto alívio que estão buscando. Porém, os comportamentos são sinais que deveriam ser interpretados e compreendidos e não reprimidos. A Ritalina causa danos ao cérebro, reduz o fluxo sanguíneo, transtorna o metabolismo da glicose e, provavelmente, é a causa de uma permanente contração ou atrofia do cérebro. Drogas psiquiátricas causam psicose ou estados enfermos de pânico, e causam agressividade em crianças, podendo conduzir a crimes cometidos nas escolas (p.151, Carolina Hehenkamp).

O médico pede que todos nós, adultos, recuperemos a responsabilidade pelas crianças em nossa sociedade. Eu conclamo a todos os adultos, especialmente os Adultos Índigo, que recuperem a responsabilidade por si próprios, por sua saúde e qualidade de vida, e que cuidem da criança interior de vocês, pois só assim poderão reassumir a responsabilidade pelas crianças e jovens de nossa sociedade.

Vejamos os efeitos da Ritalina que foram copiados da bula que vem na caixa de Ritalina, Novartis Pharma AG, são eles: nervosismo, insônia, perda de apetite, cefaleia, sonolência, vertigem, discinesia, problemas de acomodação visual e visão borrada, hiperatividade, convulsões, cãibras musculares, tiques, Síndrome de Tourette, psicose tóxica (às vezes acompanhada de alucinações visuais e táteis), estado de depressão efêmera, arterite cerebral ou oclusão, taquicardia, palpitações, arritmias, mudanças da pressão arterial e frequência cardíaca, angina de peito, abdominalgias, náuseas e vômitos, secura na boca, disfunção hepática, prurido, urticária, febre, artralgia, alopecia, púrpura trombocitopenica, dermatite exfoliativa, eritema multiforme, leucopenia, anemia, perda moderada de peso e leve atraso de crescimento nas crianças que seguem com o tratamento por longo prazo (p.30, Pedagogia 3000).

Segundo o Dr. Breggins, a Ritalina não corrige os desequilíbrios bioquímicos do corpo; pelo contrário, ela os estimula. Ele afirma que:

"O diagnóstico de DDAH é controverso e sem base científica ou médica. Não há o menor problema quando pais, professores ou médicos descartam o diagnóstico e se recusam a submeter as crianças ao tratamento, pois não há provas de que haja qualquer tipo de anormalidade ou desequilíbrio bioquímico conhecido pela ciência no cérebro ou no corpo das crianças chamadas DDAs. Além disso, há evidências de que a Ritalina causa danos permanentes ao cérebro e suas funções, reduzindo o fluxo cerebral de sangue e retardando seu desenvolvimento" (p. 172, Lee Carroll, *Crianças Índigo*).

OUTROS SINTOMAS QUE DESAFIAM OS ADULTOS ÍNDIGO

Devido à sua hipersensibilidade, alta frequência energética e espiritualidade elevada, os Adultos Índigo podem ter enfrentado, e até continuar enfrentando, dificuldades para expressarem livremente seus dons, manifestarem-se e mostrarem-se como são, pelo receio do rechaço e, principalmente, por saberem que, se não podem se manifestar livremente e de forma espontânea, eles certamente adoecerão física e até mentalmente. Eles sabem disso intuitivamente. Se na infância e na adolescência eles não tiveram suficiente apoio, compreensão e ambiente saudável,podem ter enfrentado, basicamente, dois caminhos:

Eles tiveram coragem suficiente para persistir, se proteger e insistir na busca e, assim, encontraram seu caminho até a paixão e a expressão individual.

Eles sentiram-se completamente aprisionados pelo sistema, não vendo um futuro para si mesmos, começando, então, uma verdadeira crise existencial...

No caso de você já ter vivido, ou de estar vivendo, essa crise existencial até hoje, com breves pausas para respirar, provavelmente conhece bem os sintomas principais dela: depressão, tristeza profunda, tendência a buscar refúgio no álcool ou nas drogas, desistência dos estudos ou do trabalho, ficar sentado em casa sem fazer nada, isolando-se da sociedade e até condutas rebeldes gerando um ambiente familiar infeliz para todos.

Antes de prosseguir com os sintomas, é importante ressaltar que os Índigos carregam dons maravilhosos e grandes potenciais, no entanto, como Aisemberg e Melamud (*Ser Índigo*, p.49 e 50) esclarecem, dons e potenciais diferem entre si. O ser humano dispõe de grande manancial de energia (potencial) que precisa ser canalizada adequadamente por meio dos dons. Se essa energia não consegue ou não pode ser canalizada pelos dons, ela funciona como um bumerangue e se volta contra a pessoa produzindo transtornos tanto energéticos quanto psicológicos. Esses transtornos aparecem com sintomas que são sinais dados, inicialmente, pelo corpo e, posteriormente, pela mente e comportamento.

Desse modo, podemos entender que um potencial é um dom que não pode se realizar ou se manifestar. A possibilidade de concretizar nossos potenciais pode estar bloqueada por traumas e, assim, qualquer possibilidade de concretização causa temor e ativa mecanismos de defesa que nos protegem desse dom.

Portanto, os sintomas e os transtornos, sejam físicos ou emocionais e espirituais, são resultado de uma impossibilidade ou de um bloqueio da canalização dos nossos potenciais, que são, em última instância, energia.

A Síndrome do Estrangeiro

Além desses sintomas, os adultos Índigo conhecem bem a Síndrome do Estrangeiro, cujas crises existenciais são marcadas pela divisão interna entre: um eu que deseja ir embora, que deseja abandonar esse corpo e esse planeta urgentemente, pois não suporta mais conviver com a falta de amor, com a ignorância, com a falsidade, com a insensibilidade e com a falta de cultivo da espiritualidade; e outro eu que mantém a consciência de que precisa ficar, pois tem uma missão a realizar aqui. A Síndrome do Estrangeiro é caracterizada por essa divisão e por uma sensação mais ou menos permanente de que não somos daqui, de que somos estranhos e distintos dos seres desse planeta. Além disso, há um sentimento muito forte de saudade de nosso planeta de origem, de nossas raízes, de nosso lar, dos valores e da paz que lá imperavam.

Fobias e ataques de pânico são comuns nos adultos atendidos por Maria Monachesi (p.99), pesquisadora argentina, fato que também posso confirmar com meus estudos, pesquisas, casos atendidos, bem como depoimentos recebidos. O psicólogo Fernando Donadio diz que em todos esses transtornos há uma má canalização da energia. A depressão, outro estado bastante habitual nesta geração Índigo, implica a existência de um déficit de energia (é como se o campo energético estivesse cheio de pequenos agulheiros ou frestas), e, desse modo, é também um problema de má canalização da energia.

A isso se soma, em meu entender, as perdas energéticas que ocorrem por essas aberturas no campo energético. Com a bioeletrografia (antiga foto kirlian), nós podemos observar esses agulheiros ou aberturas e sabemos que, por seu intermédio, os Índigos ficam mais vulneráveis ao "vampirismo", ou seja, ao roubo de energia vital feito por parte de outros seres humanos (físicos) ou por parte de seres extrafísicos.

Sempre que aparecerem esses transtornos é recomendável consultar um profissional para que seja realizado o diagnóstico apropriado, uma vez que há diferentes tipos e graus, mais ou menos graves, de manifestação de tais condições.

ALGUNS DEPOIMENTOS QUE ILUSTRAM BEM SINTOMAS E DESAFIOS

Neste trecho do depoimento de Luiza, já citado anteriormente, identificamos alguns sintomas relacionados à sua dificuldade em canalizar, ao longo da vida, seu imenso potencial e energia. Além disso, podemos perceber o quanto é sofrida sua busca e o quanto tem sido difícil focar sua energia e atenção em um objetivo, ou atividade, de cada vez. Observamos também o medo muito presente, o medo de ser diferente e de manifestar seu jeito de ser diferente nesse meio que a cerca. Há um bloqueio e uma divisão presentes nela, muito vivos e perceptíveis. Luiza é uma pessoa muito especial e consciente de que está buscando sua realização e equilíbrio com a canalização de seu potencial energético.

> *Oi, Ingrid! Tudo bem?*
>
> *A questão é que tem pouco tempo que "descobri" que sou Índigo. Na realidade, já sabia pela radiestesia, mas nunca fiz associação por pensar que só crianças seriam. Um terapeuta amigo meu através da radiestesia me falou e aí que soube que existem Adultos Índigo (pois tenho 45 anos).*
>
> *Sempre pensei que era "fora desse mundo", "doida". Eu não me rebelei na escola quanto a comportamento, mas não tinha notas boas. Era "esquisita". Quando chegava visita em casa, me escondia e ficava fazendo poemas (depressão) e tocando violão. Tinham colegas da minha irmã que nem me conheciam. Meu pai queria que eu fosse ao neurologista para me ver (...)*
>
> *Muito grata,*
>
> *Luiza*

O depoimento de Monica, adulta de 38 anos, argentina, nos ajuda a identificar alguns desses sintomas pelos quais passam os Adultos Índigo, vejamos:

> *Em várias ocasiões tive estados depressivos, de profunda solidão, em que sentia que estava absolutamente só no mundo e que ninguém podia me ajudar, em que me achava no meio do nada, abandonada em um lugar que não compreendia bem e cheia de temores. Estive em diversos tratamentos neurológicos, por "ausências"; tomei antidepressivos; padeci de fobia de sair de casa e de viajar sozinha, também de estar sozinha em casa; fiz terapias tradicionais e alternativas (in Monachesi, p. 99).*

Além desses depoimentos, é cada vez mais frequente eu receber relatos de pessoas que vêm às palestras ou grupos de estudos e que se identificam com as características da frequência Índigo e que tem em sua história a passagem por tratamentos psiquiátricos com uso de medicamentos, geralmente antidepressivos, e ansiolíticos associados à Ritalina.

Há características comuns aos Índigos, assim como alguns sintomas comuns a eles, entretanto, cabe salientar que cada indivíduo é único e, assim, surgem manifestações bem particulares que são a maneira específica daquele indivíduo lidar com os desafios que lhe são apresentados.

A manifestação da frequência Índigo e Cristal no planeta faz parte de um processo evolutivo do planeta Terra e da humanidade. Há vários fatores contribuindo e interagindo para que alguns sintomas se apresentem nesse momento do processo e que se intensifiquem em determinadas etapas, visto que cada indivíduo, dependendo de suas peculiaridades e idiossincrasias, vai reagir a tais sintomas de maneira bem específica. De qualquer modo, tudo está relacionado ao processo de evolução no qual já sabemos estar implícita a expansão da consciência. Por isso, o processo também pode ser entendido como um "despertar", alusivo ao despertar da consciência.

Durante esse processo, há outros sintomas sobre os quais desejo informar você, leitor, já que eles podem estar sendo vivenciados por você agora mesmo e são, muitas vezes, bem difíceis de suportar, ainda mais se não compreendemos seu significado ou sentido em nossa vida.

Alguns desses sintomas são os seguintes:

• Sintomas semelhantes aos de gripe – temperatura alta, suores, ossos e juntas doloridos etc., mas que não respondem a tratamentos com antibióticos.

• Fortes dores de cabeça – dores severas que não são aliviadas com analgésicos.

• Diarreias ocasionais.

• Coriza ocasional – corizas que duram 24 horas, mas que não sejam ligadas a resfriados ou a alergias.

• Vertigens.

• Ruídos no ouvido.

• Palpitações.

• Tremores em todo o corpo – especialmente à noite, quando relaxados.

• Espasmos musculares – associados a dores no corpo, frequentemente nas costas.

• Formigamentos – nos braços, mãos, pernas e pés.

• Perda de força nos músculos – nas mãos, causada por mudanças no sistema circulatório.

• Dificuldade em respirar ocasional – e/ou percepção de respiração mais pesada ou alta quando relaxados.

• Mudanças no sistema imunológico.

• Mudanças no sistema linfático.

• Sensação de cansaço – ou exaustão, após mínimo esforço.

• Necessidade de dormir – mais frequentemente do que o normal.

• Unhas dos pés e cabelos crescendo mais rapidamente do que o normal.

- Ataques de depressão sem motivos reais.
- Nostalgia – e mais atenção a relacionamentos, obtendo mais clareza em assuntos pessoais.
- Sensação de grande purificação.
- Tensão, ansiedade e altos níveis de estresse – as pessoas percebem que alguma coisa está acontecendo, mas não sabem o que é.

São sintomas que são sentidos pela grande maioria das pessoas. Entretanto, os adultos Índigo podem senti-los de forma acentuada, pelo seu alto grau de sensibilidade e pelo estágio de evolução em que estão. Muitas pessoas estão correndo, em pânico, para médicos, quiropráticos, fitoterapeutas, entre outros, e, normalmente, são informadas de que nada há de errado com elas. E essa é a verdade, já que todos esses sintomas são temporários e simplesmente indicam que mudanças fisiológicas estão ocorrendo. Tais sintomas tendem a passar, mas, é claro que existem orientações úteis para enfrentar, com menos incômodo, todo esse processo.

A polaridade reversa crônica

Cito aqui esta enfermidade, pois é uma das que mais acometem os Índigos, crianças ou adultos, e nos adultos pode se manifestar de forma intensificada e aliada a outras enfermidades, caso tenha se iniciado na infância.

A Polaridade Reversa Crônica (CRP) é semelhante à Síndrome da Fadiga Crônica, e quem descobriu tal semelhança foi o Dr. Keith R. Smith, herbologista americano, especialista em cura com de ervas e medicamentos naturais (Dominion Herbal College do Canadá, entre outras formações), nutricionista e iridólogo. Com suas pesquisas ele percebeu que os sintomas da CRP e da Fadiga Crônica se pareciam muito com os sintomas do Distúrbio de Déficit de Atenção com Hiperatividade (DDAH). Ele tratou de diversas crianças com DDAH com ervas medicinais e os resultados foram excelentes.

A Polaridade Reversa Crônica é resultado da inversão dos polos energéticos elétricos (+ e -) em nosso organismo, em consequência de sermos submetidos a determinadas condições ambientais, como o estresse, por exemplo. Tais condições se mantêm por determinado período de tempo. É importante entender que todos os sistemas do nosso corpo são elétricos, que nosso organismo é um grande gerador, e que onde há energia formam-se campos elétricos.

A Polaridade Reversa Crônica enfraquece o "sistema elétrico" do corpo, e sua principal causa, portanto, são períodos prolongados de estresse. À medida que o sistema se enfraquece, os sintomas surgem como alerta. Se a carga elétrica cai para um nível abaixo de 42 Hertz, o sistema imune não consegue combater as doenças. Os primeiros sintomas da CRP são dores de cabeça, dores nas costas ou distensão muscular. Se não dermos atenção aos sinais que o corpo está nos dando, os sintomas podem agravar-se na medida em que se continue a viver no mesmo ritmo estressante. Então, passa-se a ter fadiga extrema, depressão, ansiedade, enxaqueca, fibromialgia, torpor ou mesmo dor crônica nas áreas debilitadas. O sistema de preservação do corpo para de funcionar e os sinais elétricos do sistema imune começam a destruí-lo, em vez de protegê-lo.

A polaridade reversa, segundo o Dr. Keith R. Smith (in Carroll, p.183) pode se tornar crônica, e parece ser a causa principal de problemas como os acima citados, além de câncer, DDAH e outras afecções, que normalmente não podem ser curadas com tratamentos tradicionais. Como geralmente os sintomas só são alvo de atenção quando já estão bem pronunciados, o tratamento costuma ser mais difícil.

CARREIRA E TRABALHO

A trajetória profissional dos adultos de frequência Índigo costuma ter muitos pontos em comum. Vejamos alguns deles:

- Curiosidade e interesse por muitos assuntos e áreas, o que gera ansiedade e dificuldade de colocar o foco em uma escolha e direção.
- Sentimento de urgência em relação a ter de fazer muitas coisas importantes para cumprir uma missão, mesmo que ainda não saiba bem qual.
- Dúvidas e insegurança em relação à própria capacidade de realizar mesmo as atividades para as quais se preparou por muito tempo.
- Ansiedade e forte receio (inconsciente) de fazer sucesso e de se destacar, que se manifesta sob a forma de negação de seus talentos e de evasão de tudo o que possa despertá-los.
- Dificuldade de se manter por muito tempo dentro de empresas de gestão tradicional e de estruturas e corporações, pois eles necessitam de independência, autonomia, espaço para experimentar caminhos e opções diferentes, já que são buscadores de novos modelos e possibilidades.
- Agem sempre no sentido de desestabilizar tudo o que pertença à velha energia e aos antigos paradigmas, seja no mundo do trabalho, social ou acadêmico.
- Dificuldade em lidar com o dinheiro, que é uma expressão da realidade material com a qual é difícil também de se relacionar. Podem ter dificuldade em ganhar dinheiro ou em administrá-lo quando ganham. Tal dificuldade deve-se, segundo Monachesi e Limoncelli (p. 101), ao fato de que o dinheiro carrega sobre si uma história mais associada à escuridão do que à luz, mais ao abuso do que ao amor.

Tanto a dificuldade em lidar com o dinheiro quanto a em lidar com o trabalho nos moldes ditos tradicionais têm a ver com a dificuldade dos Adultos Índigo em manter-se enraizados ou aterrados, ou seja, com os pés no chão. Estar enraizado, em outras palavras, significa vincular energeticamente nossas pernas e pés ao solo, como explicam Aisemberg e Melamud (p.51, *Ser Índigo*).

De acordo com os autores, pessoas que têm enraizamento deficiente e uma relação negativa com seu corpo costumam enfrentar uma série de dificuldades associadas ao dinheiro, à autoestima, aos vínculos interpessoais e à concretização de suas potencialidades, no sentido de uma genuína realização. Tais pessoas comumente sofrem de insegurança, e sua relação com as realidades da vida é frágil ou débil. Elas buscam escapar dessas realidades, e até mesmo de sua experiência física, de diversas maneiras e experimentam uma crescente desconexão entre seu corpo, sua mente e seu espírito. São pessoas que buscam intensamente a verdade em seu interior, porém, isso lhes é bem difícil, já que criaram uma separação entre o céu e a Terra dentro delas mesmas (Aisemberg e Melamud, p.52).

É necessário buscar ajuda para equilibrar e integrar a energia dentro do corpo físico a fim de evitar as enfermidades físicas e mentais.

Os adultos Índigo tenderão, no plano acadêmico e laboral, aos estudos sociais, vinculados, por exemplo, à comunicação, ou relacionados à área espiritual ou terapêutica (psicologia, serviço social e diversas técnicas ligadas à cura). Mesmo aqueles que buscarem ocupações mais técnicas e tecnológicas estarão sempre voltados para encontrar formas de beneficiar a comunidade, o coletivo, pois os Índigos são eminentemente cooperativos, solidários e têm uma vocação natural para o serviço.

Muitas das dificuldades e problemas encontrados no mundo laboral pelos Adultos Índigo estão relacionadas ao predomínio de relações competitivas, individualismo, ocupações sem conteúdo significativo, falta de estímulo, a desumanização do trabalho e a falta de um ambiente que promova a criatividade. Os Índigos sentem que é preciso criar novos espaços, novos modelos e novos caminhos para a gestão das empresas e instituições. Eles percebem que algo vai muito mal no mundo do trabalho e sabem que há formas mais criativas, produtivas e evoluídas de administrar.

Deve ser por isso que estamos assistindo a alguns movimentos interessantes no mercado de trabalho. Os jovens permanecem pouco tempo nas empresas, menos de um ano, pois logo que percebem que já aprenderam o que podiam ou queriam ali, eles se vão. Em outras palavras, eles ficam enquanto há algo que os motive, que desperte o interesse, que os desafie e os instigue. Eles também saem quando se dão conta de que não terão muito o que aprender, quando não há espaço para criar, se expressar, participar das decisões e quando não são valorizados e tratados verdadeiramente como seres humanos, com o devido respeito que eles sabem que merecem. Empresas com estilo de gestão autoritário estão, cada vez mais, fora de cogitação para essas novas gerações. Para os Adultos Índigo mais maduros isso também é verdade, pois estão cada vez mais abandonando seus empregos para mudar radicalmente sua carreira e estilo de vida na medida em que despertam, em que se conectam com seu Eu Interior e encontram maior equilíbrio.

Estamos vendo cada vez mais profissionais abrindo mão de situações de estabilidade, excelentes benefícios e *status* profissional em troca justamente de oportunidades de trabalho que privilegiam o que descrevemos acima, com destaque para a valorização e o reconhecimento do ser humano e para o respeito por essa condição humana. Estamos assistindo a um movimento crescente de jovens iniciando novos negócios, inventando empresas e jeitos diferentes de trabalhar e de trazer benefícios à sociedade, ao mesmo tempo em que encontram, assim, formas mais criativas e alegres de garantir a própria sobrevivência. Estamos vendo adultos maduros deixarem seus trabalhos e empregos para arriscarem novos estilos de vida em novos lugares e com ocupações totalmente diferentes das que tinham até então. Esses adultos maduros estão até fazendo novas opções de formação universitária e recomeçando carreiras que tenham mais a ver com seu verdadeiro eu, mais maduro e mais consciente.

Em muitos dos depoimentos recebidos e ouvidos percebe-se um brilho especial nos olhos e a vitalidade sendo renovada nesse gesto de autorresgate, de despertar para a possibilidade de realização do seu potencial e de sua missão a um só tempo.

Ingrid,

Gostei muito do que li em seu livro sobre Crianças Índigo. Parabéns.

Vou lhe dizer algo que pouca gente sabe. Como comentei anteriormente contigo, sou engenheiro florestal com vinte anos de atuação profissional totalmente dedicados à vivência ambiental no trabalho que realizo e realizei. No entanto, de algum tempo prá cá, venho sendo impelido pelo universo, e sei que isso é realidade, e não só intuição ou modismo, é um chamamento para mudar o rumo da minha vida. Tenho uma paixão explicável pelas crianças, pois sei o que nos reserva um futuro muito próximo, nas profundas modificações planetárias como está sendo notado. Hoje se consome Lexotan ou Prozac como se fosse Aspirina ou Melhoral, ninguém está compreendendo ou aceitando o que está se passando. Na modificação da frequência Schumann, das emanações de energia que vem das plêiades, da redução das horas do nosso dia, as pessoas querem viver em uma frequência que já não se ajusta a elas e se recusam a aceitar tais modificações. Isso é muito triste, pois estão lotando os consultórios de terapeutas ou cometendo suicídios.

O que quero lhe dizer é que gostaria muito de fazer um novo curso superior na área de educação, pedagogia quem sabe, e atuar fortemente na educação das Crianças Índigo e Cristal, pois o sistema educacional que está aí implantado está "matando" nossas crianças, não é? Os sistemas Waldorf ou Montessori seriam um atenuante para nossas crianças, e isso falta, e muito. Creio que isso seja realidade também no seu dia a dia de trabalho. Sei que seria uma mudança um pouco radical na minha vida, e sei que seria um passo importante também. Eu já conheço a minha missão nesta dimensão e para o quê eu vim, e acho que devo compartilhar tudo o que sei, e a energia que me é fornecida, com outros seres, e nada mais justo do que com as crianças, que ainda podem ser "moldadas".

Antonio, 47 anos, Brasil

Ingrid,

No que se refere à minha trajetória, acho importante salientar aquele sentimento que me acompanhou a vida inteira, de que parece que eu tenho uma estrela, que as coisas acontecem para mim. Sinto que as pessoas que me cercam se alimentam de algo que eu forneço, algumas precisam da minha opinião ou da minha presença. Eu me sinto orgulhosa dos meus sentimentos em relação ao próximo. Eu sempre quis ser útil aos outros de alguma forma, ajudar, essa é a palavra. Como já te disse, nunca desejei o mal, ou invejei outra pessoa, e isso me faz sentir especial.

Fabrizia, 37 anos, Brasil

Oi Ingrid,

Minha missão aqui é simples e grande, é deixar o recado do que está acontecendo com o mundo e os humanos, abrir os olhos deles para o conhecimento e a cultura, para podermos viver melhor e em uma sociedade mais evoluída. É conquistar a admiração das pessoas para elas seguirem um exemplo melhor (não que eu seja melhor, mas que pelo menos elas pensem um pouco mais antes de fazer besteiras). Contudo, minha maior meta é ser uma pessoa de destaque, mas que seja ela mesma, não esquecendo seus princípios, como todos os políticos. Coloco a minha mão no fogo por eles, eles era legais e inteligentes, porém foram modificados e os resultados não foram bons, podemos ver nos noticiários. Mas, voltando ao assunto, sou uma pessoa pública que ainda acredita nos ideais e nas éticas que me compuseram, tendo a garra e a perseverança que tenho agora, tudo isso com irreverência. Afinal, uma pessoa que não é totalmente séria e tem seu lado cômico é mais ouvida e é com a qual as pessoas se identificam melhor, isto é, não quero passar uma imagem do que não sou.

Como eu vejo a vida, bem, como muitos já disseram, não a vejo como um caminho, nem como uma missão, nem como um calvário, e sim uma forma de tu ter a chance de crescer espiritualmente e deixar algo bom para outras gerações. Vejo os outros como se fosse um filme (aprendi isso com meu tio), uma ótima forma de analisar as coisas boas e os problemas que temos no meio social, e também de se analisar.

No mundo hoje há caos, desordem, desmatamento, agressão, porém, não é só coisa ruim, temos as coisas boas também, como a força da natureza, pessoas ainda felizes, esperança, pessoas assim como você, Ingrid, que vêm do nada e ficam para sempre, pois elas ajudam as outras a serem melhores e lhes dão apoio e incentivo.

João G., 16 anos, Brasil

OS MECANISMOS DE DEFESA USADOS PELOS ADULTOS ÍNDIGO

Considero muito interessante mencionar aqui os dez mecanismos que usamos para não brilhar, propostos por Aisemberg e Melamud, no seu livro *Ser Índigo*, pois nos parecem muito apropriados e úteis no sentido de podermos nos dar conta do quanto é realmente difícil para um ser diferente, que é caso dos adultos Índigo, assumir seus dons, realizá-los plenamente sem medo de causar danos ou provocar inveja e outras reações negativas nas pessoas de seu entorno. Os autores afirmam que, depois de vários anos de pesquisa e de trabalho com crianças, com jovens e com Adultos Índigo, identificaram esses mecanismos como formas que escolhemos para nos afastarmos de nós mesmos, de nossos dons e de sua realização. São os seguintes:

Ser perfeito: como penso que tenho que ser perfeito para que os outros me amem, busco a perfeição interna e externamente, e sofro enfrentando uma constante luta entre o ideal e o realmente. Quanto maior essa distância, mais eu sofro. Neste mecanismo, predominam a autoexigência, a crítica e o "não suporto me equivocar", detestando ficar em evidência, e o "perco muito tempo em preparativos". As desculpas mais comuns são: nunca consigo terminar um projeto a tempo; odeio perder tempo; ainda não fiz porque não estou preparado.

Ser complacente: ajudo e me preocupo com os outros para evitar a conexão com minhas próprias emoções e, no fundo, receio ficar sozinho. Sofro de um desequilíbrio entre dar e receber. Dou para ser querido e aceito. Neste mecanismo, eu procuro tornar-me imprescindível e gosto que dependam de mim, tenho dificuldades em pôr limites. Se não me aprovam, assumo a posição de vítima, podendo até adoecer fisicamente. Sou muito sensível ao sofrimento dos outros. As desculpas encontradas são: ninguém faz melhor do que eu; se penso em mim, sou egoísta.

Ser eficiente: penso que para ser valioso tenho de ser eficiente. Enfatizo minhas realizações tendo como parâmetros a aprovação dos outros. Se não tenho êxito, minha vida perde o sentido. Neste mecanismo, eu tenho de ser o melhor naquilo que faço e, quando as coisas não saem como esperava, eu sinto que não sirvo. Se não sou reconhecido sinto insegurança e até depressão, fragilidade e vulnerabilidade. A desculpa é: senti-me bem fazendo, porém, devo estar enganado, pois não me aplaudiram.

Ser especial: sou guiado pelos meus sentimentos e analiso o mundo e a mim mesmo com persistente subjetividade. Meu desafio é estar, ser, pertencer, e meu temor é carecer de identidade, por isso, busco-a continuamente. Neste mecanismo, eu julgo de acordo com o que se passa comigo. Sinto-me especial e diferente dos demais. Meus sentimentos e emoções me fazem distorcer a realidade. Me expresso por meio da arte, mas às vezes me escondo. As desculpas usadas são: comigo é sempre complicado; meu mundo interno é muito diferente do mundo dos outros; não consigo ter amigos, pois ninguém me entende.

Ser autocomplacente: custa-me muito transitar em meu mundo interno com as dores e as situações de conflito. Evito o sofrimento e as experiências negativas. Busco estímulos externos para não ter de transitar pelo vazio interior. Visando evitar a dor, projeto-me ao futuro com pensamentos idealistas. Não aprendi a lidar com a frustração, nem a superá-la. Neste mecanismo, eu elaboro projetos um atrás do outro e levo uma vida vertiginosa, pois não planifico e acabo enredado na desordem. Passo de uma atividade a outra sendo difícil manter o ritmo. Não me permito sentir a tristeza e busco a diversão como fuga. Usufruo mais dos planos do que de sua realização. As desculpas são: não gosto que falem de meus problemas; fico com as coisas boas e quanto às más eu viro a página; sempre tenho um plano "B"; estou melhor do que antes; já estou curado.

Ser obediente: meu temor básico existencial é a incerteza. Sou desconfiado, ansioso e indeciso. Preciso de regras claras, já que as necessito para me sentir seguro. Neste mecanismo, eu acalmo meus temores buscando sempre a segurança. Assim, sou dogmático, pois me afirmo sobre as ideias preestabelecidas. É difícil tomar decisões sozinho, pois desconfio de minha intuição. As situações novas geram muita ansiedade. As desculpas: para mim tudo custa o dobro que aos demais; não desejo dar um passo em falso; prefiro não fazer se não está de acordo com as regras.

Ser o "sabe-tudo": estou mais concentrado em meu intelecto do que em meus sentimentos e me movimento no plano mental e analítico. Sou um pensador solitário, me refugio na mente e, assim, evito ser ferido emocionalmente. Sou inseguro e me falta autoconfiança. Realizo cursos e mais cursos, pois quanto mais conheço mais protegido me sinto. Posso chegar a dedicar todo o meu tempo a um projeto, estou sempre aprendendo. Minhas desculpas são: se não compreendo tudo intelectualmente não posso fazer; não posso sair, pois preciso estudar; devo refletir tudo por mim mesmo, pois não posso confiar nos demais.

Ser forte: busco sempre a segurança dentro de mim e não depender de outros. Relaciono-me pelo poder e mostro-me forte para manter o controle da situação. Tenho um caráter forte e sou mal-humorado. Mostro uma imagem dura para proteger-me, evitando ser ferido ou desvalorizado. Não suporto a estupidez, e se me sentir agredido eu atropelo. Gosto de mandar e não tolero ser contrariado. Minhas desculpas: é melhor não depender de ninguém; a vida é uma selva; se não controlo a situação tudo virá abaixo.

Ser pacífico: eu evito os conflitos e sinto um desejo profundo de paz. Temo a separação. Diante de dificuldades, fico paralisado. Disfarço minha agressividade com um manto de tranquilidade. Calo-me para evitar problemas e deixo passar muitas coisas. Não estou conectado com o presente. Chego tarde a todos os compromissos e tenho problemas com as rotinas. As mudanças me custam muito e prefiro que tudo fique como está. A contradição causa-me tensão e tenho dificuldades em tomar decisões. Mergulho na televisão ou no computador e esqueço de todo o resto. Abandono e esqueço, inclusive, de mim. Minhas desculpas: não me tragam problemas; vamos deixar como está; a quem importa minha opinião?; prefiro um emprego seguro a um que me cause incerteza.

Ser vítima: a dor e o sofrimento são minhas melhores desculpas para não agir. Fujo de responsabilidades passadas, presentes e futuras. Não tenho desejo de me ocupar de mim mesmo. Utilizo a dor para conseguir o que quero, manipulando os demais. Quando confrontado com mudanças positivas, eu as nego. A dor é uma maneira de retribuição por meus erros. Comunico-me pela manipulação. Faço os outros se sentirem culpados por meus erros e aceito a dor como um castigo pelo que fiz mal. Sinto-me impotente para mudar minhas condições de vida. As desculpas são: não é culpa minha; eu não tenho sorte; com esta dor não consigo fazer nada; em minha família, sou o que não pode; sou débil (p. 57 a 71, Aisemberg e Melamud, *Ser Índigo*).

Os Adultos Índigo e a sexualidade

Com relação à sexualidade, tudo indica que neste processo evolutivo tão dinâmico, no qual estamos envolvidos, a frequência Índigo conduz cada vez mais a busca de relações que privilegiem a conexão espiritual antes mesmo da relação sexual, do ato em si.

Os adultos a quem ouvimos sobre o tema ou que nos enviaram questões a respeito confirmam a tendência de uma espiritualização das relações sexuais onde a busca é muito mais por uma transcendência do corpo físico em direção a instâncias mais sutis e elevadas.

Percebe-se que há uma busca até por parte de Índigos mais jovens de parceiros que comunguem desta visão e deste anseio. Muitos adultos, especialmente mulheres, manifestam que estão passando por uma fase em que, inclusive, preferem prescindir da relação sexual pelo contato físico, pois não sentem essa necessidade em absoluto. Algumas revelam que se sentem em paz quanto a isso, sem ansiedade e buscando naturalmente outras formas de encontro e conexão mais profunda com seus parceiros.

Eu tenho a impressão de que, na medida em que avançamos no processo evolutivo, e em que temos uma expansão da frequência Índigo, mais e mais adultos e jovens vão manifestar essa tendência, que parece revelar um esgotamento, pouco a pouco, das relações sexuais mecânicas e que visam simplesmente à satisfação ou ao prazer físico, carnal. Há um grito vindo da alma, um grito urgente de amor em busca do conteúdo afetivo e do significado para as relações humanas, e a sexualidade é seu ponto crítico, já que é o momento de, pelo menos potencialmente, maior intimidade com o outro.

Segundo o psicólogo Fernando Donadio, o chacra sexual, ao qual corresponde a cor laranja, é o mais atrofiado em seus pacientes. Esse é o chacra relacionado à força criativa básica. De acordo com Stanislav Grof, citado por Monachesi (p.104), a sexualidade sagrada é definitivamente transpessoal, pois quando fazemos amor, compartilhamos momentos de êxtase e a divisão entre o eu e o tu parece desfazer-se. Logo, compreendemos que a consciência está separada de nosso corpo. As duas consciências se fundem entre si e formam uma só. Dessa maneira, desafiam os limites físicos que normalmente se consideram naturais. Enquanto isso ocorre, podemos sentir-nos unidos à fonte criativa da qual viemos e da qual cada um de nós faz parte.

Esse tipo de conexão transpessoal que experimentamos com outra pessoa pode ser denominada "unidade dual" (Monachesi, p.105).

O sexo é realmente a oportunidade sagrada que recebemos como dom para manifestar aqui e agora, com maestria. É a chance que temos de experimentar a unidade absoluta com nosso(a) companheiro(a) e com o Universo, com o Todo. De acordo com Monachesi (p.105), o sexo, em sua máxima expressão, implica a possibilidade de experimentar o tantra, o qual se dá quando um homem vive um sexo realmente amoroso e verdadeiro, se conecta com uma mulher e, então, desaparece a separação, suas individualidades convertem-se em uma unidade. Nessa relação de plenitude, o ser humano encontra também a oportunidade de curar-se fisicamente, emocionalmente e espiritualmente. É o momento de culminância do amor e da entrega, do amor profundo e incondicional em que se abre mão do ego e de suas vaidades, e que cura e salva.

Acredito que é para lá que a frequência Índigo está nos guiando. Vejamos esse depoimento que ilustra um pouco sobre o que estão vivendo os adultos Índigo na área da sexualidade.

> *Olá, Ingrid!*
>
> *Vou colocar uma questão muito delicada. Já li que em se tratando de sexualidade, há casos em que os Índigos preferem se abster dela em prol do propósito espiritual.*
>
> *Sei que não é assim para todos, mas sempre foi para mim.*
>
> *Não me encaixo dentro dos parâmetros ditos normais, como ter uma boa sexualidade, incluindo desejos etc.*
>
> *Sou casada, não tenho filhos, e, também, como poderia? E, por ironia do destino (não acredito que exista), casei com uma pessoa que respeita isso, mas acho isso muito complicado. É como se estivesse privando ele da felicidade. Sinto-me como se tivesse nascido com um chip implantado, anulando essa questão.*
>
> *Por favor, me oriente!*
>
> *Obrigada e um grande abraço. Paz e Luz!*
>
> *Luiza, 45 anos, Brasil*

A ALIMENTAÇÃO E O EQUILÍBRIO ENERGÉTICO DOS ADULTOS ÍNDIGO

Atualmente, encontra-se escassa bibliografia sobre alimentação das crianças Índigo e Cristal, porém, sobre os Adultos Índigo nada específico foi encontrado. Como me parece um tema importante e que se enquadra entre os desafios de ser um Adulto Índigo, decidi abordar o tema de forma breve e exploratória, baseando-me mais em minha própria experiência, nos contatos que mantenho com outros profissionais que estudam o assunto, além de utilizar os poucos dados de pesquisa disponíveis, sobre crianças e jovens Índigo.

Acredito que o tema está totalmente aberto à pesquisa e ao aprofundamento dos estudos e, assim, convido os interessados que se dediquem a esse estudo e que também enviem depoimentos a fim de enriquecer esse campo de pesquisa.

Assim como para as Crianças Índigo para os Adultos Índigo a alimentação é um desafio, uma vez que sua hipersensibilidade e alto grau de qualidade de energia, entre outras características, os fazem reagir cada vez mais intensamente aos hábitos alimentares tidos como padrão em nossa sociedade. Certamente, as mudanças em nível de DNA e a expansão de consciência estão entre as características determinantes dessa sensibilidade crescente e da necessidade de buscar alternativas de alimentos mais saudáveis e adequados aos Índigo e Cristal.

Os Índigos demonstram, segundo Carolina Hehenkamp (p.137), hábitos totalmente novos com relação à comida e, muitos se queixam constantemente, não gostam de muitas coisas entre os alimentos e ter de comer regularmente é, em geral, um martírio para eles. Eu, pessoalmente como Adulto Índigo, posso confirmar isso, pois desde criança sempre fui "chata para comer", como me diziam. Eu detestava leite, e se me obrigassem a tomá-lo eu devolvia (quero dizer vomitava mesmo!) imediatamente, pois meu organismo não tolerava nem o cheiro dessa substância. Era um horror para minha mãe, já que o paradigma alimentar daquela época era ter o leite como alimento básico e fundamental para o ser humano, principalmente para crianças. Lembro-me de não simpatizar com a carne e de ver minha mãe fazendo truques para disfarçar tal alimento para me fazer comer. Além disso, eu era minuciosa e dedicada ao catar todo e qualquer vestígio de temperos que houvesse em um alimento condimentado, por exemplo. Como isso me cansava e tomava tempo, geralmente, quando eu finalizava minha "seleção", os outros à mesa já estavam terminando a refeição e, assim, eu podia comer pouco ou quase nada.

Eu entendo que era uma estratégia minha para que não insistissem para eu comer mais um pouco!

Lembro-me de que naquela época, ainda criança, aparecia uma característica que permanece comigo até hoje, que é a seguinte: eu valorizava muito estar reunida ao redor da mesa com as pessoas, para poder ouvir as conversas, participar, rir do comer em si. Tanto que, até hoje, eu sou assim diante de pessoas em uma mesa. Seja em reuniões sociais ou mesmo em casa, tendo a comer quase nada e me deleito em conversar, em usufruir do contato e das trocas afetivas e energéticas que podem ocorrer. Isso sim me encanta e me alimenta o corpo, a mente e o espírito.

Dessa mesma forma, tenho recebido testemunhos e relatos de outros Adultos Índigos que confirmam essas características.

Eu concordo com Carolina Hehenkamp (p.137) quando ela diz que os Índigos vieram para romper também com alguns padrões e regras no contexto da alimentação. É interessante saber que os Índigos podem saber intuitivamente o que seu corpo necessita e, desse modo, conseguem encontrar um sentido para sua alimentação.

Ao mesmo tempo em que são supersensíveis quanto aos alimentos, eles também tendem a comer mais ou menos os mesmos alimentos, no dia a dia, sem muita variedade e sem efeitos prejudiciais à sua saúde. De acordo com Hehemkamp (p.138), tudo indica que os Índigos, crianças e adultos, têm um novo fígado, como efeito de uma "mutação" genética, o que permite que comam comida "lixo" ou "porcarias", popularmente falando, sem adoecer por isso.

Eles manifestarão desde pequenos uma tendência a preferir alimentação natural e saudável, orgânica, mas sabemos que o meio ambiente e a sociedade exercem pressões fortes e podem corrompê-los em alguma medida, dependendo do grau de saúde ou doença desse ambiente, começando pela família.

As pessoas que já possuem um nível de consciência e de evolução espiritual tendem a preferir alimentação mais leve, saudável, livre de carnes, especialmente de carne vermelha, como alimentos integrais, orgânicos, com baixo teor de gordura, com açúcar advindo de frutas, muita água, com baixo teor de sal, alimentos frescos e ricos em energia vital.

Entre os inúmeros estudos já realizados, em que se tentou encontrar a alimentação ideal e ótima para todos, nenhum conseguiu chegar a uma fórmula perfeita. De acordo com Hehemkamp (p.139) e com outros especialistas, a única comprovação encontrada é a da importância que tem a conexão entre a consciência e o metabolismo do corpo.

Isso significa que, na medida em que tomamos consciência de nós mesmos, em que avançamos em nosso autoconhecimento e em nossa evolução espiritual, passamos "naturalmente" a fazer novas e diferentes escolhas de alimentos, simplesmente abandonamos outras.

É um processo gradual e irreversível, o qual se manifesta desde criança nas gerações que vibram na frequência Índigo e Cristal.

Nos depoimentos de Adultos Índigo apresentados a seguir, podemos identificar as características deste processo e alguns aspectos da relação deles com os alimentos.

> *Sobre minha alimentação... Sei que geralmente se tem várias alergias ou sensibilidades com a comida, mas eu nunca tive problemas nesse sentido. O que percebo é que não me faz bem tomar leite, pois fico toda "entupida" (nariz, face) por isso não tomo mais. Muito doce e frituras me fazem muito mal. Na verdade, posso comer de tudo, mas percebo que acabo ficando confusa, e minha percepção e*

sensibilidade intuitiva são prejudicadas. Quando consigo ter hábitos saudáveis, uma alimentação baseada em frutas, legumes, brotos, sucos, água, cereais etc. sinto-me com meu canal limpo, encontro clareza, leveza, conectada, luz.

No entanto, ainda tenho movimentos de sentir uma necessidade quase instintiva de comer doce. Então, mesmo que não seja saudável, em uma dose reduzida me faz bem.

Com carne é a mesma coisa. Já passei um ano sem comer, pois sentia repugnância com o cheiro, o gosto, tudo. Voltei a comer quando senti vontade de comer. Hoje como raramente, mas como.

Não sou um exemplo em termos de alimentação, mas na medida em que entro mais em contato com quem sou, de onde vim, e qual minha missão, leva-me a naturalmente mudar minha alimentação para algo mais saudável, mas ainda estou longe de ter uma alimentação totalmente saudável.

Sei que ainda não me abri totalmente para minha verdade. Estou no processo de abertura, já estou dando os passos da minha primeira grande tarefa, onde me entrego para o desconhecido. Confio e vou. Aos poucos, sei que mais informações serão reveladas à medida que avanço.

Digo isso, pois percebo que a alimentação tem mudado junto com essas mudanças de consciência sobre mim mesma, sobre a vida e o universo, mas ainda estou em processo.

Há uma coisa que adoro fazer: comer frutas e comidas saudáveis sob o sol, degustando cada mordida, sentindo as energias crísticas daquele alimento. Isso me dá um prazer enorme. É quando sinto que realmente estou alimentando meu corpo...

Também quando magnetizo a comida com as mãos ou com o pensamento, imaginando, irradiando, com energias crísticas as substâncias de que meu corpo necessita... isso é fantástico, pois até o gosto da comida muda, e me sinto comendo luz.

Gosto também de quando vou para a praia ou para o sítio tomar só líquidos, frutas, sementes, pouca coisa. Isso me faz muito bem. Geralmente é quando vou para esses lugares que fico mais em estado meditativo, introspectivo, com trocas espirituais com amigos que também estão lá com esta intenção, de conexão, cura, para recarregar...

Flor de Lótus, 26 anos, Brasil

Desde que me conheço por gente amo doces, doces infantis como negrinho, branquinho, e uma latinha de leite condensado são o céu para mim. Tenho um hábito horroroso, que é de comprar uns 15 chicletes e comer um atrás do outro, quando termina o gosto de um, jogo fora e coloco outro na boca, e assim vai até terminar o 15º. Adoro chicletes em geral, mas amo os ácidos, aqueles de fazer careta quando se coloca na boca. Odeio leite, nunca tomei, minha mãe conta que nunca tomei uma mamadeira na vida, até acho o cheiro bom, mas nunca me apeteceu.

Não tenho sensibilidade, alergia ou incompatibilidade a nada.

No geral, tenho gosto por uma comida mais natureba. Quando eu era pequena, meu pai me levava em um restaurante "macrô", e eu amava aquela comida. Mais tarde, com uns 12 anos, passei a almoçar sempre na Colmeia e no Ocidente (restaurantes que servem comida natural e integral, alimentos orgânicos). Eu gosto muito dessa coisa de arroz integral, gersal, coisa com proteína de soja, enfim, essa coisa integral. Como frutas e legumes todos os dias.

Por outro lado, sou apaixonada por churrasco, e tem que ser gordo, senão até me ofendo. Sempre brinco com meu marido que casei com ele pela picanha que ele assa, e nisso há uns 70% de verdade.

A comida japonesa foi a melhor coisa que me foi apresentada, amo salmão cru e o gosto da alga que envolve os temaquis. Gosto de coisas cruas, como o quibe.

Quanto às manias, eu sou de fases. Por exemplo: estou com a mania de comer mussarela de búfala, e de uma marca só. Às vezes vou a um supermercado bem longe, só para comprá-la. Essas fases podem durar meses. De repente, começo a querer comer uma coisa em específico e assim vou até enjoar. Agora dei para amar suco de melancia, tomo todo dia.

Iogurte natural da Piá com granola bio food, e tem que ser essas marcas, tem sido a minha mania de café da manhã desde julho. O queijo de minas também, só se for da Piá.

Fabrizia, 37 anos, Brasil

Imagine minha alimentação, pois sou descendente de italianos e de baianos. Desde pequena tive uma alimentação com muita "sustança" (como se diz na Bahia): eram massas, pães, carnes, molhos, pimentas, tudo muito rico em gorduras. Nada de porções pequenas. Os pratos tinham de ser cheios, até não caber mais comida ali, pois era assim que deveria ser para crescermos fortes e saudáveis. Depois que operei as amígdalas, comecei a engordar, e só reduzi o peso no final da adolescência. Nessa fase, eu já apresentava problemas estomacais que geraram, posteriormente, uma gastrite. Fiz vários tratamentos e não obtive sucesso em nenhum deles. Com o tempo e com o autoconhecimento, fui mudando minha alimentação por meio da autopercepção. Fiquei muito surpresa ao perceber que a maioria dos alimentos que sempre me foram dados não me agradavam totalmente, comia por hábito. Hoje, como pouco carne, até porque não me faz muito bem, pouco como massas, embora não abra mão do pão francês pela manhã. Adoro verduras, legumes, frutas, iogurtes e molhos a base de iogurte. Bebo quase três litros de água por dia, porque gosto mesmo e me sinto limpa assim. Aliás, há duas décadas tenho o hábito de beber muita água e nunca mais tive problemas de pele, como acnes, espinhas, ressecamento ou oleosidade excessivos. A gastrite continua, pois trabalho muito e, apesar de não perceber, acabo sempre estressada.

Na verdade, o estresse se dá pelo imutável hábito de fazer muitas atividades ao mesmo tempo, o que ocasiona transtornos do sono, ora durmo pouco, ora durmo demais. Já estou pisando um pouco no freio, mas ainda sou muito acelerada.

Érika, 38 anos, Brasil

Eu cresci na serra com uma cultura de churrasco, salame etc... Mas sempre me questionava sobre me alimentar com carne. Afora isso, sempre me alimentei bem e preparava minha própria comida desde pequeno. Aos 24 anos passei a ser vegetariano. Por quê? Isso pode ficar para outro e-mail!

Thiago, 26 anos, Brasil

Olha só, sempre gostei de comer, sempre fui curiosa e comi de tudo. Lembro-me de deitar no parque, sentir as flores, a grama e tudo o que era bonito. Nunca gostei muito de leite, embora me forçassem a tomar! Como tradição familiar, sempre gostei de doces. Percebo que ainda os procuro quando estou mais carente. Mas meu paladar foi mudando (como o de todo mundo) e passei a preferir os salgados, mas especialmente passei a não conseguir suportar carne (já faz oito anos que não como carne). Parece que entro em contato com a violência, me sinto canibal ao comer carne (o que eventualmente tenho que fazer). Até mesmo peixe tem sido difícil, camarão nem pensar! Tenho particularmente preferido os alimentos mais crus e frios, e isso parece ser um pedido de meu corpo. Tenho tido preferência para os sabores cítricos e refrescantes, e gosto muito da vivência dos aromas, especialmente das ervas. Gosto muito de cozinhar. O pão e as massas ainda me apetecem, mas não consigo comer molhos à base de creme de leite, prefiro os de tomate, que é um fruto que eu adoro! Enfim, há mudanças acontecendo e eu só não as sigo muito radicalmente porque, às vezes, meus condicionamentos me levam a voltar ao conhecido, ao que eu deveria estar fazendo, pois todos fazem. Mas eu não tenho pressa, vou me conhecendo aos poucos e conhecendo esses novos gostos em mim.

Cris, 44 anos, Brasil

Orientações da nutricionista

Sobre a alimentação do adultos Índigo, contamos ainda com a colaboração da nutricionista Ana Laura Guimarães, que em um esforço de pesquisa e dedicação ao tema, nos faz observações importantes e traz sugestões que muito podem contribuir para a busca do equilíbrio energético, inclusive para o enraizamento, dos Adultos Índigo. Vejamos quais são:

Os Adultos Índigo são altamente desenergizados por alimentos ditos "profanos" e por água "desestruturada".

A nossa água com cloro é uma água tremendamente desestruturada.

Em recente estudo feito sobre a qualidade da água que rodeia as células cancerígenas, descobriu-se que a água que circunda essas células é aquilo que os físicos chamam de água desestruturada.

O Dr. Masaro Emoto, cientista japonês, no filme *Quem somos nós?*, fornece uma experiência de pesquisa com fotos da água desestruturada.

A água desestruturada é aquela que recebe informações do pensamento desestruturado e que é capaz de modificar sua estrutura molecular.

O Dr. Emoto provou que a força-pensamento modifica a estrutura da molécula da água que consumimos.

Pensamentos de amor, paz e união transmitem à água essa vibração para quem vai consumi-la. Pensamentos de raiva, ódio, rejeição e culpa da mesma forma o fazem. Sabemos que o corpo humano consiste em 90% de água. Por essa razão, a água que o Adulto Índigo toma deve ser fluidificada.

ÁGUA FLUIDIFICADA

Pode ser preparada pela própria pessoa ao colocar em uma garrafa de água sem gás uma intenção, ou mesmo um escrito, com a palavra de força que o indivíduo deseja naquele momento. Por exemplo: escreva AMOR na garrafa e deixe 24 horas. Após este período pode consumi-la. É importante considerar que a força-pensamento pode modificar o estado de saúde ou doença de um indivíduo com o consumo dessa água.

FOTOS DE ÁGUA BENZIDA

A água, após ter sido benzida por um monge zen-budista, mostra lindos desenhos harmônicos e irradiantes. Segundo Masaro Emoto, "o pensamento ou a intenção são as forças responsáveis por tudo isso".

Ficam comprovadas, então, a validade de se abençoar os alimentos que iremos ingerir e a prática comum de se usar da água abençoada (ou magnetizada) como instrumento de bem-estar.

A água desestruturada tem um impacto importante em nossa saúde. Deveríamos comprar os melhores filtros de água do mercado e instalá-los em casa para consumi-la limpa e fluidificada com nossa intenção.

ALIMENTOS E SUA FORÇA VITAL

A força vital de um alimento depende da forma que vamos tratá-lo Se cozinharmos para congelar ou enlatar, ou usar microondas ou panelas de alumínio, vamos desenergizar esse alimento.

É óbvio que a maior parte dos alimentos tratados dessa forma tem sua força vital aniquilada. Eles, praticamente, só serão portadores de vitaminas, proteínas, glicídios, gorduras etc., mas sua força vital não estará presente.

Como os Índigos têm o chacra da raiz muito mais próximo dos outros, devemos dar-lhes alimentos bem próximos da origem: saladas, nozes, pinhões, amêndoas, doces sem açúcar (aprender a fazer), tofu, frutas frescas, sem agrotóxicos, de pomar orgânico, trigo germinado; sucos de fruta feitos no momento, pois 20 minutos passados da extração eles perdem a força vital. Veja a receita de trigo germinado no final do livro, nos anexos.

PARA OS ÍNDIGOS, TUDO SIGNIFICA TUDO

Alimento pode significar equilíbrio emocional, inspiração.

Inspiração pode significar deixar de ter fome.

Um abraço pode significar maior velocidade de coagulação do sangue.

O amor fortalece o sistema imunitário.

Está comprovado que corantes e conservantes aumentam a hiperatividade, a irritabilidade e a mudança repentina de humor.

Há um lado de hiperatividade nos Índigos que é só energia, mas há outro lado que tem a ver com o fato de eles não estarem conseguindo processar aquelas calorias, aqueles açúcares.

Outro ponto a considerar é a existência de uma relação muito próxima entre hipoglicemia (falta de açúcar natural no sangue) e irritabilidade, agressividade e ansiedade. Isso significa que os Índigos não devem passar muito tempo sem comer, pois, se houver diminuição do açúcar no sangue, rapidamente podem se tornar irritáveis. Se lhes dermos açúcar artificial eles entram em hiperatividade porque esse é um tipo de caloria que não tem a ver com a pureza dos seus corpos.

As frutas, os legumes orgânicos e a água filtrada, água mineral e fluidificada, têm enorme impacto positivo sobre esses seres, mais do que podemos imaginar.

Na mudança da dieta, na seleção de alimentos puros, na adequação de horários, na desintoxicação de alimentos industrializados e na busca de tranquilidade no horário das refeições, estaremos, em pouco tempo, observando mudanças em seu comportamento, e só essa experiência poderá provar e educar tanto a Criança quanto o adulto Índigo.

É importante entender que tanto nas Crianças quanto nos Adultos Índigo não há separação entre os níveis físico, mental e espiritual deles, assim, vamos perceber que, ao darmos alimento físico, estaremos alimentando todos os outros níveis; ao darmos algo em um plano, estaremos fortalecendo ou enfraquecendo o físico. O efeito "chicote", ou seja, de movimentação da energia entre os chacras é muito mais rápido.

Digamos que a consciência de ser um "ser biopsicossocioespiritual" está mais acentuada tanto nas crianças quanto nos Adultos Índigo.

Os Índigos, assim como os Cristais, têm seus sentidos muito sensíveis. Não suportam comidas de sabores fortes, cheiros fortes e são sensíveis ao tato.

O ambiente na hora da alimentação deve ser harmonioso, com música calma e sem televisão. Evite gritos, discussões e palavras rudes.

Os estimulantes, como a cafeína, açúcares refinados e aditivos alimentares, têm efeito negativo nas crianças e nos Adultos Índigo, que já estão cheios de energia. É notório que eliminar essas comidas e concentrar-se em comidas frescas e orgânicas ajuda a equilibrar o excesso de estimulação dos Índigos.

Dicas e orientações importantes

Com minha experiência e estudos, estou descobrindo muitos caminhos e técnicas. Assim, tratarei como atitudes que podem ajudar muito a enfrentar os desafios de viver a frequência Índigo como adulto e de estar passando pelo processo de despertar da consciência. Compartilharei a seguir dicas, orientações e exercícios úteis neste caminho pela busca de equilíbrio energético e da harmonização de nosso ser, para podermos realizar nossa missão aqui nessa existência da forma mais plena, com muito amor, segurança, coragem e sem medo de realizar nosso potencial, permitindo sua manifestação como dons que recebemos e que devemos compartilhar, colocar ao dispor da comunidade e da sociedade, visando o bem comum.

Recomendações para os Adultos Índigo:

- Cuidar com os extremos emocionais, tranquilizar-se, fazer exercícios físicos para equilibrar-se.
- Organizar e simplificar nossa vida para manejar melhor as oscilações entre grande fadiga e períodos de elevada energia.
- Comer de forma saudável e tomar água pura para desintoxicar-se.
- Trabalhar com os quatro elementos e, especialmente, os elementos terra e água. Para combater a tendência à desconcentração e ao estresse, fazer exercícios de "enraizamento".
- Ajudar-se com música tranquila, sons terapêuticos e relaxantes, e, se necessário, recorrer à terapia neuromuscular, terapia sacro craniana, remédios homeopáticos, terapias com cristais, florais.
- Começar a organizar aulas para pais, futuros pais, avós onde possam receber informações sobre as crianças e jovens de agora, compartilhar ferramentas práticas, ajudando a seus filhos e netos ao mesmo tempo em que ajuda a seu próprio desenvolvimento interior e pessoal. Incluir essas aulas já no ensino secundário.

- Meditar regularmente para reencontrar-se.
- Expressar-se livremente para não somatizar as emoções reprimidas no corpo físico.

A seguir, algumas técnicas e práticas que vêm demonstrando excelentes resultados a todos os indivíduos, especialmente, aos Adultos Índigo:

Bioeletrografia: antiga foto kirlian, é uma técnica que, mediante a fotografia de nosso campo energético ou aura, fornece dados e informações detalhados e preciosos sobre nossa saúde em todos os níveis, físico, mental e espiritual. É uma técnica de autoconhecimento e também de diagnóstico bastante importante e eficaz. A partir desse diagnóstico, que deve ser feito por profissionais qualificados e experientes, pode-se obter orientações desse mesmo profissional sobre como agir para nossa evolução e cura, em todos os níveis. O diagnóstico pode ser realizado periodicamente, digamos anualmente, para um acompanhamento de nossa situação e evolução.

EMF ou Eletromagnetic Fields (campos eletromagnéticos): é uma técnica superavançada de limpeza, harmonização e calibração de nossa malha energética, ou seja, do campo eletromagnético que se desenha em volta de nosso corpo físico sob forma de uma malha mesmo e que nos liga à malha cósmica – ao campo eletromagnético cósmico. Essa técnica, que será explicada com mais detalhes no próximo capítulo, consiste basicamente em movimentos semelhantes ao tai chi chuan, que são aplicados em nosso campo eletromagnético, de forma metódica e com objetivos específicos. O tratamento consiste em oito sessões de 45 minutos e deve ser aplicado por profissionais qualificados, recomendados e experientes.

Euritmia: De acordo com Margrethe Skou Larsen, especialista nesta área, a euritmia surgiu em 1912, na Alemanha, como fruto da Ciência Espiritual Antroposófica e, desde então, tem se espalhado pelo mundo, sendo vivenciada como uma fonte de vitalidade e de bem-estar. Consiste na arte do movimento que visa desenvolver uma relação carinhosa com o próprio corpo, nosso instrumento de expressão nesta existência. Depois, há um trabalho de conscientização e de crescimento interior a partir do movimento e da conexão entre o pensar, o sentir e o ser, aqui e agora. Elimina o estresse, amplia a percepção da realidade, promove o crescimento interior e a vivência dos nossos corpos sutis. Melhora a relação consigo mesmo e, consequentemente, com os outros seres humanos e com todos os seres do planeta. Você encontrará mais informações sobre este tema no próximo capítulo, com alguns depoimentos e casos.

Meditação

É o estado de não pensar, de manter a mente vazia, de estar em profundo silêncio, no qual você não ouve nada, nem os pensamentos. É uma prática milenar de origem budista, de acordo com Sandra Rosenfeld, especialista em meditação.

É um estado em que você está quieto e, ao mesmo tempo, totalmente desperto, totalmente atento. Esse estado, porém, é um estado avançado da meditação. No início não é bem assim: ouvimos sons e, muitas vezes, nos deixamos levar pelos pensamentos que parecem invadir nossa mente. Deixe que isso aconteça, pois isso significa que a mente realmente está sendo esvaziada. Pense na metáfora de uma xícara de chá que precisa ser esvaziada para que possa ser servida com mais chá, com um novo aroma e um novo sabor. Mantenha-se atento, muito atento ao seu momento presente e ao foco de sua meditação: relaxar e entrar em contato com seu EU Superior.

Meditar exige um treino intensivo, até que chegará o dia em que você estará totalmente entregue, mente, corpo e alma, ao estado meditativo.

POR QUE MEDITAR?

A meditação é um poderoso tratamento não medicamentoso ao alcance de todos, sem custos financeiros e que pode até curar doenças e amenizar os mais variados dores e sintomas.

A meditação é o caminho para a harmonização de todo o seu Ser consigo mesmo, com todos os seres e com o planeta, com o Cosmos, com Deus.

Independe de religião ou credo, raça, cor ou poder aquisitivo, por isso você não precisa nem mesmo seguir certos rituais ou crenças para alcançar esse estado e beneficiar-se de seus resultados para a saúde geral.

A meditação promove o equilíbrio de todo o seu Ser e tem sido recomendada pelos médicos, inclusive pelos cardiologistas, para aliviar o estresse e prevenir o enfarte!

Assim como os exercícios de musculação aumentam a massa corporal das pessoas, uma longa prática de meditação pode provocar mudanças físicas no cérebro, segundo um estudo feito com monges tibetanos, publicado na revista da Academia Americana de Ciências.

Apenas 15 ou 20 minutos de meditação proporcionam sensação de relaxamento, alívio das tensões, alívio de dores, bem-estar, alegria, sono tranquilo, combatendo a insônia e a depressão.

Nós somos seres biopsicossocioespirituais, e quando meditamos estamos investindo no desenvolvimento de todo o nosso ser e cuidando com amor de nossa essência que é espiritual.

YOGA

Conforme nos explica Cláudia Fetter, professora e especialista nesta área, com a prática de yoga podemos reequilibrar a conexão corpo/mente, criando um espaço interior mais confortável e saudável para interagir com os eventos do cotidiano.

As informações do mundo exterior nos chegam por meio de um ou mais de nossos cinco sentidos físicos e são filtradas pelo nosso encéfalo, proporcionando inúmeras possibilidades de resposta.

As técnicas utilizadas em programas de yoga oferecem ao praticante o entendimento da estrutura corpo/mente como uma unidade, já que, ao praticarmos ássanas (posturas físicas) e pranayamas (exercícios de controle respiratório), estaremos desenvolvendo capacidades cognitivas relacionadas à concentração (dharana), o que nos possibilita uma melhor filtragem dos estímulos vindos do exterior pelos cinco sentidos.

Além disso, técnicas de relaxamento (yoganidrá), muito utilizadas em práticas de yoga, conduzem o praticante a uma situação de pratyahara (abstração dos sentidos).

Todos os aspectos acima relacionados criam um diferencial interno onde as relações com o mundo exterior acontecem de forma mais consciente, criando um espaço interno mais sereno e menos reativo, cujos processos encefálicos envolvidos possibilitam melhores respostas até mesmo a situações de estresse, além de respostas melhores às situações orgânicas como sono, apetite, entre outros.

Com o corpo físico (inclusive o encéfalo) mais equilibrado, a prática de meditação (dhyana) torna-se uma consequência natural, e a vivência de experiências de iluminação (samadhi), uma possibilidade ao alcance de todos, bem como o desenvolvimento de poderes psíquicos (siddhis).

O estudo mais detalhado de yoga também favorece o entendimento das funções de valores morais e éticos (yamas e niyamas) que, certamente, favorecem relações mais saudáveis.

A prática de yoga é recomendada a qualquer pessoa, e a escolha de profissionais capacitados é fundamental para a manutenção da saúde e a integridade do indivíduo.

Enraizamento

Para enraizar devemos estabelecer objetivos e sustentá-los com autodisciplina, ordem e organização, e estabelecer rotinas. Isso nos ajuda a manter-nos ancorados, a fortalecer a vontade e a focar a atenção no presente, no aqui e agora, segundo ensinam Aisemberg e Melamud.

Cristais

Use os Cristais para se reenergizar e harmonizar: procure um profissional especializado em terapia de cristais e peça orientações sobre uso e como obter os melhores resultados. Procure ler um livro que oriente sobre os diferentes cristais e suas aplicações; há bons livros à disposição nas livrarias.

Psicoterapia transpessoal

Terapia psicológica que se vale especialmente de terapeutas com perfil e formação adequados para atuar por meio de uma visão holística e transdisciplinar, e de técnicas transpessoais no sentido de ajudar o ser humano a evoluir e a encontrar-se com sua Essência, visando à integração de seu ego (personalidade) com sua Essência na direção da Unidade. Essa linha psicoterapêutica contempla e aplica não só o conhecimento das outras escolas da Psicologia e da Psicoterapia como as amplia, e inclui em sua abordagem os estados alterados ou mais expandidos de consciência como forma de promover a evolução humana.

Reiki

Técnica de harmonização através das mãos que cria uma ligação entre a energia ying-yang e a energia universal REI mais a energia magnética KI, segundo o Dr. Egídio Vecchio. Procure um profissional preparado, de preferência um Mestre de Reiki para aplicar-lhe o reiki.

Florais do Dr. Raff

Sistema floral argentino disponível desde 1987. São mais de 270 essências florais que encerram o segredo milenar da Kabalah e da saúde, essências conscientes energéticas as quais ele denominou As Flores da Árvore da Vida. As mensagens codificadas de inteligência que formam os distintos níveis de inteligência cósmica na manifestação da luz expressam seu significado. As chaves serão reveladas lentamente a quem alimentar o sincero desejo de alcançar por seu intermédio a verdade de seu espírito. Há entre os florais do Dr. Raff florais específicos para Crianças Índigo e para Adultos Índigo.

Exercícios de treinamento na nova vibração:

- Fazer um diário pessoal para registrar as novas experiências, revelações e auto-observações costumam ser de grande ajuda.
- Gerar espaços de calma e silêncio com meditação ou oração.
- Promover espaços de jogos, brincadeira e intercâmbio criativo com as crianças. Ativar nossa capacidade de escutá-los de maneira nova e começar a sentir e a vibrar junto a eles.
- Despertar estados de paz, harmonizando, dessa forma, o ambiente em que vive.

• Cantar, dançar, caminhar descalço pelo parque e buscar contato direto com a natureza. Fazer isso com as crianças abre uma porta de conexão maravilhosa!

• Criar contos, poesias, desenhar, pintar.

• Integrar música relaxante à atividade cotidiana ajuda muito a aquietar a tendência a hiper-reflexão mental.

• Abrir-se às intuições e às novas formas de conexão com os outros.

Exercícios para a auto-observação, a busca de si mesmo e o autorreconhecimento

O trabalho de autorreconhecimento do próprio comportamento, de atitudes, modo de funcionar e de sentir simplesmente indica a descoberta ou o recordar o que já sabemos de nós mesmos. Muitas vezes, nossos filhos se parecem ou refletem aspectos nossos não resolvidos ou questões que negamos e escondemos de nós mesmos. Geralmente, o que negamos tendemos a projetar nos outros, que podem bem ser os filhos. Assim, podemos julgar e querer corrigir os filhos "para o seu bem".

O mais autêntico, segundo Gabriela Béduchaud (2004, p.49, *Índigo y Niños e hoy*), é limpar e liberar nossas partes escuras ou nossa sombra e focarmos na fascinante tarefa de educar com maior consciência e luz! Ao desejarmos ajudar nossos filhos, e as crianças e os jovens em geral, a evoluir, é fundamental passarmos pela experiência de autolimpeza.

A seguir, trago sugestões de exercícios que podem ser feitos para avançar no processo evolutivo visando a autoaceitação na medida em que evolui. É importante anotar as respostas, observações e *insights* que vão surgindo.

Exercícios sugeridos:

Situação presente

• Como está, como se vê e como se sente em seu papel de pai/educador?

• Que perguntas, que inquietudes o movem hoje?

• Que preconceitos traz para abordar o tema das crianças de hoje e do ser humano em evolução?

• Quais são seus medos mais importantes?

• Quais são suas esperanças e desejos com relação a si mesmo e a seus filhos/alunos?

• Se tivesse de buscar uma imagem que o represente, o espelhe em seu funcionamento, em suas atitudes com as crianças, seria...

Sobre a disciplina

• Como definiria o conceito de disciplina?

• Que ideia tinham seus pais a respeito de disciplina?

• Como viveu a autoridade quando era criança?

• Considera-se hoje autoritário ou permissivo?

• Como observa seu próprio estilo? Que aspectos novos considera adequado incluir em seu modo de educar, guiar seus filhos e/ou alunos?

• Desenvolve seus pensamentos e intuições a respeito?

• Que tipo de resposta detecta em seus filhos/alunos diante de suas intervenções?

• De que você dá conta?

Equilíbrio interno

• De que modo prefere aquietar sua mente e conectar-se com seu interior?

- Utiliza alguma técnica ou disciplina que o ajude nisso?
- O que significa equilibrar-se, estar em seu eixo ou centro? O que lhe mostra que alcançou esse eixo?
- Como percebe que se descentrou? E o que lhe mostra que voltou a centrar-se?
- Como descreve a paz interior? Podes desenhá-la, criar ou pintar uma mandala que a represente?

Sua criança interior

- Como se encontra hoje sua criança interior? Está escondida? Sai para brincar? O que ela sente: medo, solidão, alegria, aprovação, desaprovação?
- Escreva uma lista de crenças que recebeu quando criança. Depois, observe com atenção e identifique quais deles você está aplicando com seus filhos/alunos.
- Como foi a confiança no vínculo com seus próprios pais e/ou educadores? Acreditavam em você, em suas habilidades e no desenvolvimento na vida? O que você recorda?
- Como se sentiu amado pelos adultos ao seu redor? Descreva.

Intuição, sensibilidade e vida espiritual

- Como se encontra sua capacidade de sentir e de conectar-se espiritualmente com a vida e com os outros?
- Que crenças subjazem em sua visão do espiritual?
- Se conecta com suas próprias intuições e experiências "não lógicas"?
- Que lugar ocupa a intuição em suas decisões?

Com as crianças

- Como costumas responder ou reagir quando uma criança se aproxima e quer compartilhar uma experiência especial, não racional, contigo? Respeita, minimiza, qualifica, desqualifica, supervaloriza ou simplesmente escuta?

- Que pensa, sente ou faz diante de uma criança hiperativa?
- Que pensa, sente ou faz diante de uma criança que custa a se concentrar?
- Que pensa, sente ou faz diante de uma Criança Índigo?
- Existe congruência entre o que sente, pensa e faz? Observe-se.
- O que acontece quando você não conhece algum tema ou não sabe responder a uma criança? Observe-se.
- Quão criativo é para compartilhar com eles?
- Explica às crianças sobre as razões de determinadas escolhas ou decisões ou simplesmente as impõe, sem dizer nada? Permite que elas sejam partícipes? Ou ficam à margem por serem crianças?
- Brinca com seus filhos/alunos? Desfruta disso com eles? Como são esses momentos?
- Pode sentir o que seu filho/aluno sente? Considera-se capaz de se colocar no lugar dele, em sua pele?
- Tende a criticar, valorizar, elogiar, julgar, aprovar, reprovar as escolhas dos seus filhos/alunos?

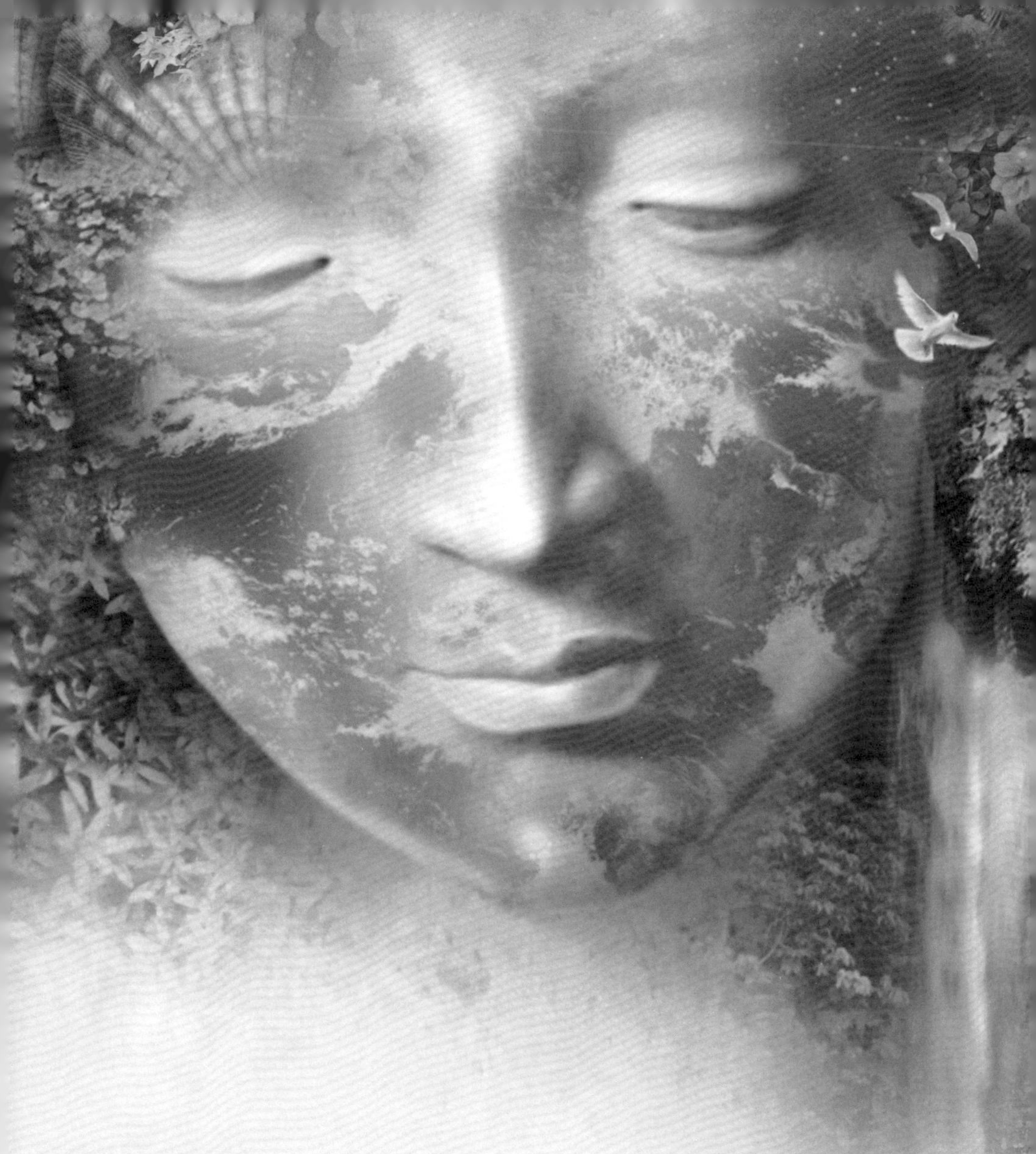

CAPÍTULO

8 A missão do Adulto Índigo: Por que estamos aqui?

Educar não é encher um balde, mas acender um fogo

Se nossos programas de treinamento de executivos visualizarem 50 anos à frente, devemos pensar a respeito dos jardins de infância ideais para criar chefes, generais, gerentes e líderes de que precisaremos no próximo século.

Abraham Maslow, 1961

A dimensão espiritual do papel dos líderes educadores:

Cheguem até a borda, ele disse.
Eles responderam: temos medo.
Cheguem até a borda, ele repetiu.
Eles chegaram.
Ele os empurrou...
Eles voaram.
Guillaume Apollinaire

O líder cidadão:

Andei por esta terra durante tanto tempo;
quero deixar alguma herança.
Vincent Van Gogh

Vós sois o sal da terra.
E se o sal perder a sua força, com que se há de salgar?
Jesus Cristo, Sermão da Montanha

A missão dos Adultos Índigo

Embora possamos dizer que há muitas missões destinadas aos Adultos Índigo já que cada ser é único e inigualável, vou me concentrar na missão que considero, em acordo com outros autores e estudiosos do tema, a principal, ou seja, a missão ligada à Educação.

Os adultos Índigo têm uma história e uma bagagem cheia de dores e de traumas causados por sua passagem pelos bancos de uma escola deformadora, tanto no nível do ensino fundamental quanto no do ensino superior. Uma escola que, devido à sua concepção, tratou e ainda trata de cercear a liberdade e de impedir que a criatividade e toda sua magia brotem e floresçam no ser humano desde sua infância, etapa em que esse aspecto divino se manifesta com mais força em cada ser.

Quero dizer que a criatividade, aspecto intrínseco à natureza humana, tenta se manifestar e se impor ao longo da infância e da juventude, porém, quando as forças opressoras são muitas, poderosas e contínuas, e atuam de forma ameaçadora, a criatividade se retrai gradualmente e pode ficar atrofiada para sempre e confinada nas entranhas do ser humano. Isso porque é o que literalmente ocorre. Sabemos que nossas memórias emocionais estão todas registradas em nossas células e em nosso corpo físico, e podem ser despertadas mediante algumas técnicas e terapias específicas. Entretanto, ao chegar à vida adulta, teremos muito trabalho, levaremos um longo tempo e teremos de investir energia e dinheiro para desfazer esses verdadeiros nós que foram provocados em nossa personalidade e em nosso ser como um todo.

Ficamos dissociados de nossa verdadeira essência.

Não é à toa que o brilhante poeta português Fernando Pessoa disse certa vez: "somos o intervalo entre o nosso desejo e aquilo que o desejo dos outros fizeram de nós".

Como Adultos Índigo temos que, em primeiro lugar, trilhar o caminho que levará em direção a nós mesmos, aquele que vai nos conduzir ao reconhecimento de quem somos, da Frequência que nos constitui e da nossa missão aqui. Segundo a Dra. Yanet del Socorro Diaz, somos seres humanos reencontrando nossas missões, nosso caminho e quem somos. Há algo mais dentro de nós. É o encontro com o espírito, com a vida. Trata-se de uma conexão que está entre todos os seres que há na natureza. Nós temos de ir para dentro de nós mesmos para reconhecer esse ser que atravessa muitas experiências de vida. Viemos recordar por meio da memória celular, conclui a Dra. Diaz, no sentido de que tudo está dentro de nossas células, tudo está gravado em nosso corpo, o que Carl Gustav Jung chamou de arquétipos. Um arquétipo é, na verdade, uma estrutura universal que está registrada em nossa memória física e energética, e que pode ser acessada ou despertada através de certos recursos e técnicas como a meditação, o jejum, a escrita, a observação, a música, a dança, a pintura, entre outros.

Somente trilhando o caminho interior seremos capazes de assumir naturalmente nossos dons, sem medo, e com toda a coragem necessária para fazermos a transição e conduzirmos o processo de mudança dos paradigmas no campo da educação. Afinal, o mundo é essencialmente uma escola, um planeta-escola para o qual viemos a fim de aprender e ensinar. O aprendizado deve ser nossa metamissão essencial.

Ser um Adulto Índigo, em que pese toda nossa história, exige-nos uma tomada de consciência e a atitude de assumir a responsabilidade por guiar as novas gerações que estão aí e que continuam chegando ao planeta, essas gerações que nos pedem socorro de diversas maneiras.

Para assumir tal responsabilidade é preciso que se reconheça as falhas desse sistema vigente na educação, e que nos organizemos e nos articulemos com outros adultos, Temos de identificar formas paralelas de criar redes de relações baseada em novos valores, ou seja, formas paralelas de "educar" sobre novas bases e sobre valores saudáveis e perenes que foram perdidos com o tempo. Para isso, teremos de desaprender crenças e padrões antigos, conhecimentos que não nos servem mais, e precisaremos reaprender conhecimentos e uma nova maneira de ver o mundo, os outros, a realidade. Precisamos olhar tudo com uma consciência expandida. Não significa que vamos pôr abaixo escolas, empresas e tudo o que existe para começar a construir um mundo novo. Significa, sim, que vamos construir esse mundo novo por meio de formas paralelas, escolas paralelas e empresas paralelas que serão erguidas e estruturadas, e gerenciadas de novas formas, totalmente distintas daquelas que já existem ou existiram. Como sugerem Monachesi e Limoncelli, essas escolas paralelas podem ser adotadas para incluir todas as crianças que não conseguiram se incluir no modelo tradicional de educação. Desse modo, por intermédio desses grupos de crianças e jovens incluídos se desenvolverá o novo sistema e paradigma educacional que, aos poucos, depois de experimentado e amadurecido, irá atrair o restante daqueles que transitam nas escolas públicas e privadas formais.

Para que essas instituições novas e inovadoras tenham êxito, precisaremos de muita convicção, consenso e coesão entre adultos, crianças e jovens no sentido da prioridade; que ela seja o desenvolvimento do SER, a transmissão de valores perenes e o respeito às diferenças individuais.

Na verdade, assistimos hoje a uma verdadeira desagregação, uma relação psicótica entre pais e filhos, entre professores e alunos, e entre gestores e colaboradores, no caso das empresas e instituições. Relações psicóticas, sim, pois há uma separação de mundos e de realidades completamente absurda entre cada um desses grupos e faixas etárias. Mesmo nós, adultos de frequência Índigo, estamos tendo dificuldades em nos relacionarmos com os filhos ou com os alunos e pares no trabalho. Cada um está se protegendo da mudança pela qual passamos todos nós, pela qual passa o planeta! Cada um está transformando o dia a dia e, ao mesmo tempo, está se empenhando em negar essa transformação, o que só gera um abismo cada vez mais intransponível para todos.

Howard Gardner, em seu livro mais recente, *Cinco mentes para o futuro*, fala sobre as cinco mentes que ele prevê como cada vez mais necessárias nos próximos anos para dar conta dos desafios que nos apresentam do ponto de vista social, político, econômico, educacional, entre outros. As cinco mentes, segundo ele, são: disciplinada, sintetizadora, criadora, respeitosa e ética. Ele aborda com muita propriedade a questão de o quanto teremos de nos preocupar em cultivar essas mentes nas gerações mais jovens, ou seja, naqueles que estão sendo educados agora para serem os líderes de amanhã, mas alerta, também, que deveríamos nos preocupar com o que está ocorrendo hoje nos locais de trabalho.

Gardner assinala uma significativa mudança no âmbito da educação, decorrente de uma constatação extremamente importante e decisiva: no mundo atual, em nossas culturas, pais, pares e meios de comunicação cumprem papéis, no mínimo, tão importantes quanto professores, profissionais e escolas formais. Cada vez mais pais e mães educam seus filhos em casa ou contam com mentores, orientadores fora da escola. Mais do que isso, enfatiza Gardner, nos últimos anos, todos nós reconhecemos algo que já virou clichê: a educação deve ser continuada, deve acontecer a vida toda.

Ele aborda a questão do novo e do velho na educação sinalizando algo que nos parece evidente: "a educação formal tem sido muito conservadora", se fechando e se acomodando, penso eu, na chamada "zona de conforto" que leva os professores a dizer "fazemos assim há tantos anos que já sabemos que funciona!". Se eles dizem, é porque pensam assim! Mas será que pensam? É o que eu seguidamente me pergunto! Tenho atendido casos de crianças e adolescentes que vêm com seus pais buscar orientação, pois "as coisas com a escola não vão bem", é o que me dizem. Então, vejo as mesmas histórias se repetirem, ou seja, crianças e jovens obrigados a copiar, por exemplo, páginas e páginas de textos daquilo que os professores chamam "pesquisa", proibindo-os de pesquisar e usar as pesquisas feitas na internet. Então, as crianças e os jovens ficam desmotivados e soterrados pela pressão da escola e dos pais, pois precisam fazer um trabalho que é emburrecedor, que toma muito do pouco tempo que hoje se tem para conviver com a família, para brincar, para fazer "pesquisas bem mais interessantes e aplicáveis no dia a dia".

Gardner conta que, em suas pesquisas, também detectou tal situação em diversos países, e identifica pelo menos duas boas razões, com as quais concordo, para que busquemos urgentemente novas práticas educacionais: a primeira é que as práticas atuais não estão funcionando de verdade. Basta olhar ao redor e observar os resultados que estamos obtendo. A segunda razão é que as condições no mundo estão mudando significativamente e, como consequência, certos objetivos, capacidades e práticas já não são mais indicados ou podem até vir a ser considerados contraproducentes, afirma Gardner. O exemplo que ele dá vem ao encontro do que acabamos de comentar: antes da invenção da imprensa, quando os livros eram escassos, era fundamental que as pessoas cultivassem uma memória verbal fiel e vasta. Hoje, quando há livros e mecanismos de busca do tamanho de cadernos prontamente disponíveis, esse objetivo perdeu um pouco de seu valor, assim como perderam, também, as práticas mnemônicas. Por outro lado, a capacidade de pesquisar em corpus de informação enormes, impressos, eletrônicos, e de organizar essa informação toda de modo útil é mais importante do que nunca.

Além disso, mudanças permanentes nas condições de vida também exigem novas aspirações educacionais como, por exemplo, quando nenhum grupo humano consegue permanecer isolado do resto do mundo, por questões até de sobrevivência, o respeito pelas pessoas de origem e de aparência diferentes torna-se vital, até mesmo essencial, em vez de ser apenas uma opção diplomática.

Cabe a nós, adultos, fazermos um esforço consciente e maduro no sentido de nos aproximarmos das novas gerações, começando pelos nossos filhos, deixando de querer que eles se encaixem em um modelo ultrapassado de educação e de comportamento social. Precisamos fazer isso porque as crianças e jovens Índigo e Cristal, ou seja, as novas gerações, necessitam muito de nossa ajuda para poderem equilibrar toda essa carga energética que trazem todos os dons que carregam, para que possam aplicá-los pelo bem de todos. Eles já fazem um esforço de aproximação dentro daquilo que sua pouca idade e inexperiência nesse plano lhes permite. Nós precisamos reconhecer isso, antes de qualquer coisa.

Depois, precisamos buscar "novos caminhos" para nos aproximarmos e oferecermos ajuda, sob forma de parâmetros, referências, sem lhes fechar portas, sem impor condições absurdas e perversas para que sejam aceitos seja na família, na sociedade, na escola, na empresa. Precisamos trilhar novos caminhos, que passam certamente por criarmos novas formas e processos educacionais, de acordo com o que o próprio Gardner propõe.

Esse "gap", ou distância, precisa ser vencido e transformado em sinergia a favor da criação de relações mais amorosas, mais afetivas, mais criativas e construtivas, primeiramente, dentro dos lares, para que aí formemos as bases da transformação da sociedade humana em uma sociedade mais evoluída.

Vejamos o exemplo das empresas: tenho constatado por meio de minha experiência como consultora, assim como por intermédio do contato com outros consultores e colegas, que as novas gerações estão tendo imensa dificuldade de se inserir no contexto de uma empresa familiar pelo processo de sucessão, mesmo que esse processo seja conduzido de forma profissional. Estão tendo dificuldade de inserir-se também no mercado de trabalho, pois, imagine, o mercado, assim como os gestores mais "seniores", estão fechando as portas ou estreitando muito as passagens para a entrada das novas gerações, com a alegação de que lhes falta experiência, de que os jovens estão querendo ascender muito rápido e de que estão querendo "ensinar o padre a rezar a missa", como diz o ditado popular. Há um medo e um susto por parte dos adultos em relação aos mais jovens. Um sentimento que parece ter se intensificado devido a todas essas características apresentadas pelas novas gerações. A frequência energética e seus atributos causam um impacto forte e atemoriza, pois parece anunciar mesmo sem palavras: somos a mudança, viemos para mudar, podemos encontrar formas de fazer tudo isso diferente e melhor! É claro que isso assusta, é compreensível. Mas, por outro lado, estamos vendo jovens superinteligentes, com muita agilidade mental e física, com dons e capacidades diferenciadas se deprimir depois de inúmeras tentativas de encontrarem espaço no mercado de trabalho. Suas tentativas acabam, muitas vezes, levando-os a viajar para o exterior, apostando que, em outros países mais adiantados e culturalmente mais evoluídos, encontrarão espaço e mais liberdade para serem quem são e para criarem.

É verdade que eles também saem em busca de uma chance de respirarem e se exercitarem sem a superproteção de alguns pais que não permitem que eles cresçam e amadureçam, querendo fazer tudo por eles e achando que, assim, estão ajudando.

Aqueles jovens que não conseguem viajar ficam por aqui e tentam criar novos espaços de criação e sobrevivência, montando seus próprios negócios, experimentando novas fórmulas. No entanto, tudo é bem mais sofrido do que precisaria ser, pelo menos é o que parece. Assim, as empresas e o mercado, neste caso, estão perdendo, estão deixando de ganhar com a energia, com o dinamismo, com a rapidez e com a criatividade dessas novas gerações. Afinal, quem sucederá os executivos seniores nas empresas? Quem assumirá a política e ajudará a limpar toda a sujeira que se espalhou neste contexto? Quem irá ocupar as posições vagas, seja pela morte ou pela aposentadoria das gerações mais antigas? É preciso criar laços, relações de confiança e vínculos de qualidade pautados pelo amor e pela ética, pela compreensão mútua, no sentido de prepararmos as bases de uma nova sociedade.

Nas famílias, assim como nas empresas, estamos assistindo a uma crise realmente muito séria de relações que estão a impedir o fluxo natural da energia, que deveria se traduzir em saúde, em equilíbrio, em harmonia e em resultados, inclusive financeiros, melhores. Os desajustes vão da somatização leve até a doenças mais graves e letais, como o câncer, que no indivíduo se traduz pela autodestruição galopante e agressiva das células que se tornaram rebeldes e se voltaram contra o próprio sistema, levando à sua morte, e que nas empresas atua da mesma forma, levando muitas empresas, especialmente as familiares, à sua autodestruição. Na raiz do câncer está justamente o individualismo, segundo apontam os médicos e autores do livro *A doença como caminho*, Dethlefsen e Dahlke.

Os adultos, portanto, tem uma responsabilidade imensa neste momento de nossa história e desejamos chamar sua atenção para isso. Quem mais do que um adulto poderá transformar a realidade de toda sua família por mudar simplesmente de atitude diante de si mesmo e da vida, e, mudando a si mesmo e sua família, poderá mudar o mundo? Como afirmava Ghandi, do alto de sua imensa sabedoria: "Seja você a mudança que deseja ver no mundo." Ele sabia que esse é nosso maior e único poder.

A Dra. Maria Montessori, educadora italiana e líder de um grande movimento social que provocou profundas mudanças na educação, citada por Monachesi e Limoncelli, declarou: "Um professor nunca deve imaginar que pode se preparar para sua vocação simplesmente adquirindo conhecimentos e cultura, acima de tudo devendo cultivar dentro de si mesmo uma atitude adequada de ordem moral. De maneira especial, deve limpar sua alma dos pecados mortais a que mais estão propensos os professores: o orgulho e a ira".

Essa afirmação serve igualmente para pais, avós e gestores de empresas. É provável que sejam esses os dois inimigos que precisam ser vencidos para criarmos um ambiente mais favorável às novas gerações. O restante ficará mais fácil de ser construído em conjunto, de mãos dadas e unidos, valendo-se da verdadeira sinergia que assim será possível.

Como os Adultos Índigo são portadores de frequência energética e de consciência mais expandidas, eles estão mais próximos da nova geração, mais aptos a fazerem essa ponte entre ela e o mundo dos mais seniores, digamos assim. Esses adultos estão sendo chamados a assumir de uma vez por todas seu papel de líderes de um movimento de transformação profunda que irá mexer com nossas raízes e que, por isso mesmo, precisa se apoiar em seres bem equilibrados e enraizados, com os pés no chão, mas com a mente e o coração voltados para as alturas, para o Plano Superior, para o Cosmos e para Deus.

Conforme Monachesi e Limoncelli, a geração Índigo veio com a missão de fazer uma grande revisão dos sistemas educativos e mudá-los. A lógica integrada a uma Consciência Cósmica é uma característica Índigo; essa visão global permite elaborar um novo sistema de aprendizagem no qual os seres humanos recuperem o poder pessoal, a confiança na intuição e a autoestima. (Monachesi, p. 129-130).

O movimento que estamos a liderar, nós, Adultos Índigo é o de integrar todos os conhecimentos desenvolvidos ao longo da história humana, resgatando desde nossas raízes e conexão com a Terra, que nos remetem a nossos antepassados e aos indígenas até nossos conhecimentos e tecnologias mais avançados, fazendo uma síntese e, por meio dessa síntese, gerando o ambiente favorável para o próximo passo, que é a criação de uma nova forma de ver, uma nova forma de viver e de se relacionar consigo mesmo, com os outros seres e com o Cosmos. Essa nova forma será o Terceiro Incluído, algo que surgirá dessa verdadeira trama de relações e de inter-relações humanas e cósmicas, multidimensionais e interdimensionais.

Adultos Índigo, nossa missão é divina e não estamos aqui por acaso, nós certamente escolhemos esta missão, escolhemos nascer neste lugar, nesta época, nestas condições e com essa frequência, pois sabíamos que era esse o passo necessário para prosseguirmos em nossa evolução. Uma leitora que se identificou como Adulto Índigo me escreveu contando sobre a fase de iniciar novas atividades profissionais e novos desafios, e perguntou: "Ingrid, mas por que é tão difícil nossa estada aqui? Estou meio desanimada, uma aparte de mim quer ir embora e outra está tão feliz por ficar e por fazer o que tem de fazer... Talvez seja uma catarse."

Eu lhe respondi assim:

"Eu também passo por isso, pois a gente sente muita vontade de cumprir nossa missão aqui, da forma mais perfeita e elevada, mas, ao mesmo tempo, quando nos procuram para atender, fazer palestras etc., parece que dá uma coisa, um tremelico e uma impaciência também. Dá também uma saudade de onde viemos, onde tudo era mais leve, instantâneo, direto e translúcido. Não é preguiça, é uma vontade de escapar, de sair fora e dizer que não sou daqui, estou indo para meu planeta... Eu tenho lidado direto com isso e mais pessoas me relatam essa experiência, que é cíclica, me parece. Pode ser catarse e pode ser limpeza, sim, acho que estamos passando por isso de forma sintonizada, não lhe parece? Sabemos que vamos ficar, que vamos querer fazer o que viemos fazer, mas por que às vezes é tão difícil, tão doído? Parece que tudo é tão óbvio, e como é que os outros não veem? Então, devemos pensar assim: se eles vissem, não precisaríamos estar aqui, certo? Não teríamos sido recrutados para essa vida terrena, certo? O que achas, é assim contigo? Fica tranquila, pois é assim comigo e com muitos mais. Vamos nos auxiliar a superar isso, a limpar o passado e o lixo acumulado e vamos em frente, mais leves e unidos, mais cooperativos, para tornar mais alegre e fácil essa caminhada!"

O médico e escritor criador das essências florais de Raff, o Dr. Jorge Luis Raff, um Adulto Índigo assumido, nos oferece o seguinte testemunho:

O bom de estar encarnado:

É muito bonito, aí está a razão da existência, aí está também a realidade cotidiana no transcendente de si mesmo, aí está isso que muitos querem tocar, mas que nem sequer vêm as cordas, aí está esse ser oculto que sai à luz para enfrentar as trevas do cotidiano e manifestar-se em sua simplicidade, aí está isso que não somos, o nada, é por isso que nasce o rechaço, sai da ignorância daqueles que se creem grandes e em realidade não são nada.

Jorge Luis Raff, Argentina

Faz sentido para você, leitor?

A dura missão

O céu não é
Qualquer chão
E o sol também
Não é céu
É música
É muita paixão
O céu que não
Tem refrão
Nem chora
De amor
E de dor
É a casa clara
Do sol
É a vida do
Criador
Não queira nunca
Descer do céu
Para o infinito
Chão
Não tente jamais
Subir do chão
Sem a permissão
Não queira
Nunca partir
Sem ser a hora
De ir
O fogo corta
Teu chão
E o céu desce
A escuridão
Segure a sua
Emoção
Controle o
Seu coração
Saudade é coisa
Que dói
Amor nos puxa
Pro céu
Mas dura é a nossa missão
De estar com os pés neste chão
Plantar, semear
E colher
Com as mãos
A luz e a união
Fincar humanas
Raízes
No solo feito
De paz
E neste chão
De amizade
Semear a
Fraternidade.
Ingrid Cañete

Eu sei que não é fácil essa caminhada, nós sabemos. Por isso mesmo compartilho uma espécie de ajuda-amiga – não é auto-ajuda, viu? Trata-se de um exercício que achei sensacional pela sua profundidade, poder e simplicidade. Ele é proposto por uma pessoa muito especial para mim, uma amiga de coração e de alma que muito tem me ensinado, sem que nunca tenhamos nos conhecido pessoalmente. Somos amigas virtuais e já construímos muitas coisas por meio da rede. Ela é um adulto Índigo e uma incansável pesquisadora deste tema evolução humana, Índigos, novas gerações etc.

O seguinte exercício[5] é sugerido a todos os adultos, especialmente aos que têm filhos, ou que pretendem ter, aos professores, gestores e líderes:

Respiremos e relaxemos. Queremos transformar a ansiedade e os desafios de criar uma criança feliz, no fluir da vida. Lembremo-nos: a ideia é divertir-se junto com o filho (aluno, colaborador) ou a filha (aluna, colaboradora).

Sente-se comodamente. Fique em silêncio. Pegue um caderno e um lápis. Agora inspire e expire tranquilamente, em paz. Relaxe. Pouco a pouco, regresse mentalmente aos seus 13 anos, aos 10 anos, aos 5 anos, aos 4 anos de idade. Regresse à casa de sua infância, à mãe, ao pai, aos avós, irmãos, irmãs, tios, tias. Havia um gato ou um cachorro? Como era o aroma da cozinha, a hora do almoço? E o jantar? Vamos até nossa escola, nossa aula e colegas, nossa professora ou professor. Os amigos, as amigas. Os passeios, os dias no campo, as festas. Dê uma olhada em seu passado. Reviva sua infância. Como foi sua educação, seu crescimento pessoal?

Agora tome um tempo.

Vivemos, sentimos, vemos, ouvimos. Emoções, sentimentos, frustrações, carinho, raiva, ternura, lágrimas, risos. Quando sentir-se pronto, escreva em seu caderno:

Tudo o que gostei em minha experiência vivida.

Tudo o que não gostei em minha experiência vivida.

Sem pressa, escreva, várias páginas se necessário, pelo menos dez itens que gostou e dez que não gostou.

---

[5] Esse exercício foi proposto pela antropóloga francesa, Noemi Paymal, em seu livro *Qué hago com mi hijo?*

COMPROMISSO: Assumamos o compromisso de não repetir o que não gostamos com nossos filhos (alunos, colaboradores) mesmo que outros membros da família ou amigos/colegas nos digam que é assim que se educa. Tenhamos a valentia de seguir nosso coração, de romper os velhos padrões e esquemas de educação e viver conscientemente.

Casos reais de Adultos Índigo que fazem e acontecem

Apresentarei a seguir alguns casos de Adultos Índigo, de distintas faixas etárias, que nos mostram como eles estão tratando de concretizar seus dons e de realizar sua missão aqui e agora, nessa existência no planeta Terra. Veremos como os Líderes do Futuro já estão aqui e, sem exagerar, podemos afirmar que estão bastante atuantes, contribuindo para a transformação planetária. Acreditamos que tais casos ilustram bem não só uma série de características dos Adultos Índigo, apresentadas e comentadas nos capítulos anteriores, como também evidenciam as mudanças que eles estão ajudando a promover em suas áreas de atuação, além de nos dar uma ideia do tamanho do desafio que enfrentaram. Este é, também, o tamanho do desafio que nós enfrentamos e que continuaremos a enfrentar até que possamos dizer: enfim, este é o mundo transformado e mais evoluído que tanto sonhamos e desejamos! Agora, vamos vivê-lo! Vamos usufruir deste mundo em comunhão como todos!

O caso de um Adulto Índigo na medicina

Caminhos vibracionais

Decidi cedo pela medicina. Quando, afinal, entrei na faculdade, deparei-me com um dilema: a medicina ortodoxa, tal como se apresentava, parecia-me dissonante; ao mesmo tempo, me sentia médica até a raiz dos cabelos, simplesmente nem passava pela minha cabeça ser outra coisa. Concluí meu curso e preparei-me para o próximo desafio: escolher a especialidade. Experimentei pediatria, mas não era aquilo.

Na época, estava surgindo um campo novo, a fisiatria, que trata da reabilitação física, com aplicação em várias áreas da medicina. Tão nova que nem havia a formação em Porto Alegre. Fui, então, para São Paulo, Hospital das Clínicas, e descobri possibilidades bem mais de acordo com o meu jeito de encarar a saúde.

Exerci a especialidade por muitos anos, mas sentia que havia algo mais por trás de uma lombalgia, de uma artrose de joelho, de uma bursite de ombro. O ser humano não pode ser visto em partes – era a sensação desconfortável por trás dos diagnósticos.

Minha atenção foi despertada, naquele ponto da minha trajetória médica, para os conceitos orientais de saúde, baseados em princípios com foco diferente daqueles da medicina ocidental.

A base energética da Medicina Tradicional Chinesa atraiu-me, pois fornecia respostas às questões que me confundiam na nossa medicina. Canais de energia percorrendo o organismo, interligando as partes, ajudaram-me a compreender a percepção que eu tinha do funcionamento integrado da biologia humana.

O foco na estrutura energética do corpo, com uma anamnese baseada em conceitos vibracionais, simplesmente me encantou, encontrando ressonância verdadeira dentro de mim.

A partir dali explorei as mais diversas terapias com foco na energia humana, e vim tecendo uma colcha de retalhos que resultaria na técnica que passei a empregar, como síntese pessoal da minha compreensão sobre o significado da verdadeira cura.

O registro das experiências passadas em nossa estrutura física, o que costumamos chamar de memória celular, tornou-se a chave usada por mim para decodificar situações desarmoniosas – físicas, emocionais e mentais. A partir dessa decodificação, o próximo passo é localizar a idade em que aconteceu o registro e a criança ferida dentro de nós que tem a chave da crença limitadora, para assim ressignificar a compreensão do trauma vivido. Esse caminho tornou-se o "carro-chefe" da terapia que elegi para facilitar o processo das pessoas que me procuram.

A verdadeira intenção da busca da harmonia entre os níveis básicos (físico, etéreo, emocional e mental) é levá-los a vibrar em uma frequência que permita a expressão do Ser Superior (supraconsciente, Eu Superior, Ser Infinito, Presença, Eu Sou, como estamos acostumados a denominar esta parte sábia dentro de cada um) na própria fisicalidade.

A evolução da consciência, no entanto, é inexorável, e passos ainda mais significativos estavam aguardando pela minha descoberta. Recebia regularmente textos com as canalizações de Kryon, por Lee Carroll, onde ele afirmava que iríamos acessar modos muito novos de cura, pela via eletromagnética. Aquilo me deixou de "orelha em pé", aguardando pelas sincronicidades que certamente me conduziriam a eles.

Os textos começaram, então, a fazer referência a uma técnica denominada EMF Balance Thecnique, que permitia a calibração do campo eletromagnético humano. Senti o chamado e fiquei aguardando a oportunidade de descobrir mais a esse respeito. Como tudo nesta nova frequência, logo veio a chance de fazer a formação necessária para me tornar uma praticante da técnica, graças à visão de pessoas que sentiram o potencial ali apresentado e se habilitaram a ensiná-la.

O EMF revela a anatomia do nosso campo eletromagnético e como ela se relaciona com a malha cósmica, possibilitando sua calibração, de modo que possamos usufruir com plenitude o potencial da frequência vibratória atual do planeta.

Peggy Phoenix Dubro, a criadora da técnica, a apresenta em oito fases, cada fase ativando determinadas partes da anatomia do campo, com intenções específicas expressas para intensificar o efeito da calibração.

Foi-lhe revelado que a nossa biologia é estruturada sobre bases energéticas em forma de octaedros (duas pirâmides ligadas pela base), verdadeiros diamantes de luz e energia, configurando, assim, a geometria sagrada humana. O campo eletromagnético propriamente dito consta de estruturas que se localizam há 60cm do corpo físico, em todas as direções.

É formado por um disco acima da cabeça, um disco abaixo dos pés, um canal central ligando um disco ao outro, passando em nosso interior, nos conectando com a energia da Fonte (o Universo dentro de nós). Ligando o disco de cima ao de baixo, há 12 fibras (filamentos de luz), sendo três na frente, três atrás, três à direita e três à esquerda. O conjunto de trás contém o registro de todas as nossas experiências passadas, desta e de outras vidas; o da frente os potenciais futuros; à direita e à esquerda, o nosso presente, à esquerda como recebemos e à direita como doamos. Toda essa estrutura vibra em frequência dourada. Os registros são pequenos discos de luz implantados nas fibras que mantêm as informações eletromagneticamente. Quando há excesso de energia em um deles, isso se manifesta como padrões que se repetem no presente, devido à atração vibracional. Se construtivos, criam uma realidade que ajuda em nossa evolução; ao contrário, resultam em âncoras que nos impedem de crescer. O intuito da calibração é equilibrar essa carga em uma coluna de energia dourada, trazendo sabedoria e suporte para a nossa realidade presente, liberando em graça tudo o que nos limita.

Um aspecto relevante da anatomia eletromagnética são os "loops" do infinito, figuras em forma de oito que ligam cada chacra (centro energético) às fibras de informação. Há, portanto, 12 "loops" para cada chacra, com exceção do chacra da coroa, que tem um "loop" o ligando ao disco de cima, e dos chacras das plantas dos pés, que as ligam ao disco de baixo. Um fator a ser ressaltado é a ativação do chacra cardíaco superior, na região do timo, no terço superior do tórax. Esse centro energético está sendo ativado de modo intenso, nesse estágio da evolução humana, e representa um salto vibracional. Os "loops" ligam de modo expressivo o físico às fibras externas, que, por sua vez, estão ligadas ao padrão cósmico. Representam um avanço na comunicação da biologia com o cosmos.

Todas as fibras se fixam nos discos de cima e de baixo, em um circuito energético de troca de informações, configurando o tempo circular, no qual passado, presente e futuro ocorrem ao mesmo tempo. Podemos, então, disponibilizar dons, talentos e habilidades adquiridas, combinando-os com potenciais futuros, para que sejam expressos no agora, de modo a sustentar a vibração maior do nosso ser.

As quatro primeiras fases enfatizam a nossa ligação com a Terra, trazendo uma ancoragem eficiente, de modo que possamos sustentar uma carga energética mais intensa. Segundo Peggy, "a chave para a liberdade é estar inteiramente presente no corpo", pois isso possibilita ao nosso físico acelerar sua frequência vibratória, sem danificar seus circuitos eletromagnéticos. A intenção da fase l é sabedoria e emoção, perceber o que significa "pensar com o coração e sentir com a mente"; da fase ll, autossustentação e autossuporte, resultando em autocapacitação; da fase lll, irradiar a energia do centro, em que ocorre uma unificação dos chacras dentro do canal central, possibilitando a expressão da inteligência espiritual; da fase IV, realização energética, quando tomamos posse do potencial maior da nossa malha de calibração universal, de modo que possamos cocriar nossa realidade de modo mais eficiente.

Estamos, então, preparados para receber a carga mais intensa das fases V a Vlll, utilizando a energia platinada catalisadora, que possibilitará a instalação, em nossos circuitos, da vibração do Ser Infinito. A intenção da fase V é amor infinito, a ressonância original de quem realmente somos; da fase Vl, compaixão infinita, ativando o poder do toque das nossas mãos; da fase Vll, presença infinita, o poder da nossa presença, por meio da ativação da energia dos pés; da fase Vlll, sabedoria infinita, fazendo a ligação interdimensional entre nosso cérebro e nosso Ser Infinito.

Todo esse processo nos conduz a experimentar a maestria em nossas vidas, do modo mais iluminado possível. Nossos níveis básicos (físico, etéreo, emocional e mental) tornam-se aptos a serem veículos da expressão da nossa essência, que poderá estar nesta dimensão, sem as obstruções ditadas pelos padrões limitadores pessoais, ancestrais, raciais.

É importante que nos lembremos, sempre, que não somos seres físicos em busca da espiritualidade, mas seres espirituais se experimentando na matéria.

Minha vivência como praticante da EMF Balance Technique tem me trazido os mais gratificantes resultados, já que todas as pessoas nas quais apliquei a técnica referem um real salto de qualidade em todas as áreas de suas vidas, com especial destaque para o centramento que percebem em si, uma assertividade aumentada, capacidade de foco, neutralidade em relação aos acontecimentos e uma crescente capacidade de se sentirem unidas a tudo e a todos. Tenho tido a oportunidade de aplicá-la em jovens Índigos, alguns com diagnóstico de distúrbio da atenção, com resultados animadores. O cotidiano, do modo como é estruturado em nossa realidade, é um desafio para esses seres tão especiais, e essa técnica tem se revelado uma ferramenta muito eficaz para ajudá-los a desfrutarem mais do seu potencial.

Este é apenas o início da descoberta a respeito das potencialidades de uma técnica que nos convida a sermos humanos autocapacitados e a sustentar a carga energética total do nosso ser.

O caso de um Adulto Índigo na educação

Eu, um Adulto Índigo, na educação

Lendo o livro Crianças Índigo, *da Ingrid, bem rápido me reconheci como um Adulto Índigo. Nasci em 1964, em Porto Alegre, e desde pequenina manifestei um espírito independente, o que surpreendia principalmente o meu pai. Com 16 anos, no ginásio, em Salzburg, na Áustria, me sentia muito mal. Como eu tinha perdido meu pai quando tinha quase 11 anos, eu estava, desde então, ligada às questões essenciais da vida: Para onde o ser humano vai depois da morte? De onde ele vem antes de nascer? Porque estamos aqui? Quem somos nós? – Isso a gente não aprendia na escola. Eu a considerava um fracasso, pois as questões mais importantes ela não abordava. Em vez disso, quase todo mundo decorava conteúdos, muitas vezes sem entendê-los ou questioná-los, apenas para ganhar notas boas e escapar do perigo de rodar.*

Os professores vinham para a escola porque era o seu ganha-pão. Eles também estavam longe de questionar o que faziam, seguiam apenas as ordens do ministério da educação.

Acima de tudo, tínhamos de ficar sentados, quase todo o tempo, recebendo informações. Sentia-me como um balde, sem a possibilidade de digerir tudo o que era despejado nele. Sentia frio e ficava com dor de cabeça. De tarde, tinha que me recuperar dormindo várias horas. O resto do tempo eu passava fazendo lições de casa.

O principal motivador para essa prática escolar era o medo.

Foi nessa época, por volta de 1980, que surgiu o movimento Punk na Inglaterra, e, em seguida, também na Suíça. Filhos de boas famílias, com bastante poder aquisitivo, se vestiam como se tivessem saído do esgoto. Começaram a demolir as lojas chiques na Bahnhofstrasse, em Zurique. Toda Europa ficou chocada e se perguntava: "qual é a motivação desses jovens?".

Estando na mesma faixa etária, eu os entendia. Dava vontade de fazer a mesma coisa! Se não fiz é porque nunca fui um tipo violento, sempre senti que a saída não é por aí. No entanto, vontade não faltava para destruir esse mundo superficial, esse brilho falso que esconde o vazio, o mundo do consumismo exagerado que apenas quer distrair a atenção da falta geral de sentido.

Foi nesta época que veio um senhor com cabelinhos brancos, também da Suíça, para falar em Salzburg sobre: "Como a Pedagogia Waldorf encara a atual crise na educação?". Fui à palestra, peguei fogo e estou em chamas até hoje.

"Porque os nossos professores não estão ensinando assim, de pé no chão, baseando o seu ensino em uma compreensão real do ser humano?" – eu me perguntei. Então, decidi finalizar meus estudos na escola convencional para depois estudar a Pedagogia Waldorf. Quis me tornar um professor melhor do que aqueles que eu tive. Coloquei-me em busca de uma educação mais viva, permeada de sentido.

Como é a Pedagogia Waldorf?

Em primeiro lugar, ela entende o ser humano pelo que ele é de fato: um espírito encarnado que vem para a Terra para evoluir, conforme sua própria escolha. Ele chega aqui como uma semente e precisa de condições favoráveis para poder desabrochar. Como nós, adultos, podemos proporcionar boas condições para um desabrochar saudável?

Como primeiro passo, precisamos entender que o ser humano precisa de tempo: 21 anos para pousar no planeta Terra. Três fases específicas ele perpassa nesses 21 anos, cada uma com sete anos de duração, os setênios. A Pedagogia Waldorf, que se baseia na Ciência Espiritual Antroposófica[6]*, conseguiu desvendar cada vez mais as necessidades específicas do ser humano nesses três setênios, em sua prática pedagógica ao longo de quase cem anos, desde a fundação da primeira Escola Waldorf, na Alemanha, em 1919*[7]*.*

Resumidamente[8]*: No primeiro setênio (0 – 7 anos), a criança desenvolve, principalmente, o seu querer, e precisa, em função disso, de condições adequadas nesse sentido; no segundo setênio (7 – 14 anos), ela desenvolve, principalmente, o seu sentir, e precisa, então, de alimento específico para a sua alma; no terceiro setênio (14 – 21 anos), ela entra na fase madura para pensar, para desenvolver julgamentos próprios, e isso também precisa ser promovido de maneira adequada. Em outras palavras: na Escola Waldorf, o ser humano tem a permissão de chegar, passo a passo, à sua maturidade. Usando uma imagem: o fruto não é colhido da árvore quando ainda está verde. Ele pode permanecer no galho todo o tempo necessário e receber bastante sol, até ficar doce e saboroso. Com maturidade, então, o jovem vai para o mundo, pronto para fazer escolhas próprias e contribuir com seu jeito especial e único para a evolução da sociedade humana. Ela, a sociedade, só ganha com isso.*

Em contrapartida, na escola convencional, a criança não tem tempo nem para ser criança nem para brincar. Ela é tratada já como um pequeno adulto no jardim de infância, na base do medo dos pais: "se o meu

---

[6] Ciência avançada com metodologia própria para investigar o mundo suprassensorial e sua relação com o mundo sensorial. Foi fundada pelo filósofo e cientista austríaco Rudolf Steiner (1861 – 1925).

[7] O fato que hoje a Escola Waldorf tem apenas 12 anos de duração (dos 7 aos 18 anos) em vez de 14 anos (dois setênios completos) é consequência do compromisso com as leis existentes em todos os países. No entanto, há instituições específicas que oferecem atividades para jovens entre 18/21 anos como, por exemplo, o Jugendseminar, em Stuttgart, Alemanha.

[8] Para aprofundar o assunto, veja bibliografia.

filho não aprende a escrever com 4 anos, como vai passar no vestibular com 16?".

Na Escola Waldorf, o fundamento sólido da Ciência Espiritual Antroposófica traz segurança: tudo na vida tem o seu momento. É importante ir passo a passo, com calma e confiança, pois assim o ser humano se desenvolve bem. Não posso aqui entrar em muitos detalhes da prática pedagógica Waldorf (para aprofundar, veja a bibliografia). Contudo, quero dirigir-me às três questões da minha juventude, do que eu senti falta no ginásio na Áustria:

O sentido da vida. Na Escola Waldorf, como se entende que o ser humano é um espírito encarnado que vem para evoluir no planeta Terra, o sentido da vida permeia todas as aulas. Ele não é ensinado especificamente, mas ele sempre está presente pela consciência dos professores. A Ciência Espiritual Antroposófica tem metodologia própria para investigar de onde o ser humano vem para nascer aqui e para onde ele vai depois de morrer. Nascimento e morte são portais para outros âmbitos da realidade. A vida em si continua, apenas se transforma.

A presença do professor na escola é diferente quando baseada em tal fundamento. Ele não exerce sua profissão apenas como ganha-pão, mas idealmente, sente uma missão a cumprir a cada dia. Sua ligação com os alunos é de coração: estamos todos evoluindo aqui, ajudando uns aos outros. Essa consciência permeia o professor com entusiasmo e dá força e inspiração para os desafios do dia a dia pedagógico.

Na Escola Waldorf, os alunos também se movimentam todos os dias. Por quê? Porque a criança não é considerada um mero recipiente para conteúdos, mas precisa vivenciar, elaborar e digerir cada novidade. Tal prática se baseia no fato de que o nosso pensar atual[9] *tem como instrumento o cérebro na cabeça, o nosso querer tem como instrumento os*

[9] O nosso pensar atual, o pensar lógico, que tem o cérebro como seu instrumento, é um pensar linear, limitado dentro de uma visão dualista. Esses limites podem ser superados e, assim, servem como ponto de partida para um pensar mais avançado, o pensar supralógico, que é um pensar em ondas, que no futuro terá o coração como seu instrumento. Veja também: www.heartthink.com

membros, e o nosso sentir respira ritmicamente nos órgãos do tronco, principalmente no pulmão e no coração. Esses três âmbitos da composição do corpo humano precisam ser exercitados a cada dia. Por isso, o currículo Waldorf alterna conscientemente as matérias, com foco mental, com as práticas corporais, tendo como centro das atenções as atividades artísticas que fazem a ligação entre os opostos: cabeça e membros. Um ser humano que em sua educação passou por um currículo composto assim vai ter em sua vida adulta estas três capacidades a sua disposição: o seu pensar, o seu sentir e o seu querer.

Lembrando os ensinamentos do filme O Segredo, *fica claro como é importante ter esses três passos à disposição, pois criamos a nossa realidade baseados nisto: pensar, sentir e agir!*

Em contrapartida, o ser humano que sai da escola convencional teve apenas o seu mental estimulado, e sofre do "sentir" e "querer" atrofiados. As consequências para a sociedade são dramáticas. A qualidade de vida em geral baixou nas últimas décadas, apesar da perfeição cada vez maior da tecnologia. A humanidade está submersa em uma epidemia de depressão. A violência aumenta a cada dia[10]. Tudo isso pode ser evitado!

O ideal da Pedagogia Waldorf e os seus desafios:

Como qualquer ideia genial que entra na corrente da história da humanidade, a Pedagogia Waldorf, assim como sua base, a Ciência Espiritual Antroposófica, depende de cada ser humano nela engajado. Somos todos humanos, ou seja, compostos de luz e sombra.

Qual é o maior desafio para o professor Waldorf? Tornar-se vivo e manter-se vivo no dia a dia! Ser um constante vir a ser, um ser humano em processo, em desenvolvimento constante, em busca da sua essência.

Sei disso por experiência própria. Tornei-me professora Waldorf e atuei durante oito anos em uma Escola Waldorf, na Alemanha. Comecei cedo e, na realidade, muito mal preparada para essa tarefa, mesmo estando cheia de boas intenções.

---

[10] Heinz Buddemeier: *Mídia e Violência*, Editora Antroposófica.

As Crianças Índigo que eu tive como alunos não aceitaram uma prática pedagógica tipo "receita de bolo". Mesmo a receita sendo a Waldorf, não bastava para o ensino real. Isso ficou claro já nas primeiras semanas da minha atuação, e hoje sou muito grata ao jeito radical desses alunos. Eles queriam, desde o inicio, uma professora verdadeira, transparente e viva.

Foquei nesta meta e, caminhando na estrada da minha profissão, fui descobrindo como realizar esse ideal. Eu já tinha sido uma criança Índigo, como descrevi no início, porém, como poderia me manter Índigo na vida adulta? Como poderia escapar do perigo de esfriar, de entrar em uma rotina oca que se baseia em práticas do passado, rotina que eu aprendi a evitar na minha formação Waldorf? Como poderia deixar o meu trabalho vir a ser a cada dia?

Na Europa, nos anos 1990, eu vivenciei a crise na Pedagogia Waldorf e percebi a essência da crise neste ponto: o desafio de se tornar vivo a cada dia novamente se apresenta para cada professor, que tem de escolher entre atuar "conforme manda o figurino" ou ir até as raízes, vivenciar regularmente a base dessa prática e criar os seus atos diários na base de vivências próprias, fundamentadas em pesquisa própria.

Como vir a ser um Índigo a cada dia?

Eu trabalho com o corpo. Ensino euritmia[11]*. Na Escola Waldorf, ela está no currículo, do jardim de infância até o fim da escola. Por quê? Porque o espírito que vem para a Terra precisa da alma e do corpo para se manifestar no mundo terrestre. Passo a passo, o espírito se torna amigo do seu corpo e da sua alma, ajuda a formá-los e aprende a se expressar por meio deles.*

Nos três setênios, o ser humano passa por várias fases nas quais essa relação espírito/alma/corpo se torna mais ou menos agradável. A vida se

[11] Arte de movimento que harmoniza corpo, alma e espírito, e reconecta o ser humano com as forças do universo. Surgiu em 1912, na Alemanha, como fruto da Ciência Espiritual Antroposófica. Desde então, tem se espalhado pelo mundo, sendo vivenciada como uma fonte de vitalidade e bem-estar. Veja também: http://planeta.terra.com.br/arte/euritmiaviva

desenvolve em altos e baixos, como ondas. A prática corporal da euritmia ajuda nessa relação. O ser humano se torna amigo do seu corpo, aprende a viver bem nele, e aprende a usá-lo como instrumento de expressão para a sua alma. Então, quando adulto, ele tem o seu pensar, sentir e querer à disposição e se sente confortável no uso do seu instrumento. Uma base sólida e flexível para uma boa autoestima se criou dessa maneira.

Quando um ser humano não passou pela Escola Waldorf, como eu, uma relação saudável com corpo e alma não se criou durante a infância/juventude. Pelo contrário. Desde cedo eu sentia que havia sido deformada pela minha formação escolar.

É possível transformar essa deformação? É possível deixar a vida desabrochar onde a morte foi imbuída? Muitas vezes, me senti, em relação ao meu corpo e à minha alma, como um agricultor diante de um campo duro. Para que as sementes soterradas e apertadas nesse solo pudessem germinar e desabrochar, a Terra teria de ser, primeiramente, afofada.

Será que isso não vale para todos nós que passamos pela deformação da escola convencional? Quando uma pessoa assim decide atuar em uma Escola Waldorf, ela não precisa, antes de tudo, passar por um processo de cura? Ela não precisa se transformar? Se ela não fizer isso, como vai conseguir proporcionar às crianças aquilo que não recebeu em sua infância/juventude e nem consegue proporcionar para ela mesma agora? O perigo de atuar de maneira convencional mesmo dentro de uma Escola Waldorf não se torna bem grande? Rudolf Steiner, o fundador da Pedagogia Waldorf, afirma, na primeira conferência no livro Arte da Educação I*: "O ser humano atua no mundo não apenas por aquilo que ele faz, mas, principalmente, por aquilo que ele é".*

Concordo plenamente quando é dito que a Pedagogia Waldorf é a pedagogia indicada para as Crianças Índigo. Elas vêm ao nosso encontro com uma sensibilidade espiritual à flor da pele, com o impulso de nos tirar do nosso sonho materialista. Assim, o professor Waldorf não precisa se tornar Índigo também, ou seja, começar a vivenciar que a realidade é uma composição viva entre matéria e espírito? E, com isso, adotar um estilo de vida mais saudável, que respira e proporciona também a ele o exercício diário do seu pensar, sentir e querer? Como fazer isso?

Conforme minha experiência, a prática regular da euritmia é uma boa ideia. Ela consegue transformar o ser humano deformado (apenas mental, com sentir e querer atrofiados) em um ser humano completo novamente; em um ser humano que respira entre a polaridade cabeça e membros com ricas sensações e sentimento.

Considero isso um milagre! O ser humano adulto, que tende para o enrijecimento, pode desfazer suas tensões e se colocar de volta no fluxo saudável da vida. Vivencio isso a cada dia no Espaço Vivo, onde eu trabalho atualmente, principalmente com adultos. A única condição para a realização desse milagre é praticar regularmente, como malhar em academia. A diferença em relação à academia é que, no caso da euritmia, a gente malha o nosso pensar, sentir e querer, movimentando corpo, alma e espírito.

Que tal? Ficou curioso? Então, a melhor coisa é experimentar. O efeito? A qualidade de vida melhora, e muito! O ser humano se torna sensível novamente para a percepção da realidade plena: ela é um casamento constante entre matéria e espírito.

As Crianças Índigo já têm essa percepção. Elas vieram para nos tirar do nosso sonho materialista. A euritmia foi criada para ajudar nesse despertar.

O caso de uma pesquisadora psicobiofísica e terapeuta holística Índigo

Sou professora, pesquisadora psicobiofísica e terapeuta holística há 23 anos.

Muitas vezes questionei-me sobre a vida, principalmente, ao nascer de um bebê. Como é possível tanta perfeição dentro da natureza! Se somos tão perfeitos, por que não nos vemos assim?

Desde muito cedo, percebia que na escola eu era vista como uma criança "problema", principalmente na disciplina de Matemática, chegando a repetir duas vezes a mesma série. As queixas dos professores aos meus pais eram quase diárias, bem como os castigos também. Eu, na minha inquietude, não entendia porque os professores não me entendiam quando eu falava que daquela forma eu não sabia aprender. Por muitas vezes, perguntei-lhes por que agiam assim comigo, de forma diferenciada dos meus colegas. As respostas eram sempre as mesmas: "menina, você não para quieta, não presta atenção e faz muitas perguntas". Mesmo menina, criança ainda, eu percebia que eu, interiormente, já havia crescido e que tinha maturidade o suficiente para ter discernimento do que era certo e errado. Hoje, com a experiência que tenho, recebo diariamente em meu Núcleo de Pesquisas crianças com os mesmos "problemas", segundo a visão dos meus professores da época e que, atualmente, ainda agem dessa forma com algumas crianças: o "não prestar atenção (déficit de atenção), o não parar quieto (hiperatividade), o perguntar de mais (questionar o educador)."

Um dos meus papéis hoje, como professora, pesquisadora e terapeuta holística, é também estudar a criança em seu todo, dentro de uma visão mais quântica. Através da foto de bioeletrografia (aura humana) disponho de informações que me levam a orientar pais quando seus filhos são Índigos. Reconheço que não é uma tarefa fácil, mas penso que nada nesta vida acontece por acaso, e que ninguém bate a nossa porta se não tivermos algo para oferecer. A bioeletrografia é uma ferramenta da nova ciência que fotografia os corpos físico/emocional/mental/espiritual e tudo o que ocorre nele. É pela bioletrografia que tenho, na maioria das vezes, a chave para poder direcionar e orientar pais, professores e educadores, a ver o que acontece nesse TODO, e não somente o movimento exterior de uma criança, suas dificuldades, e, sim, suas potencialidades de alma, de espírito.

Hoje, Adulto Índigo que sou, vejo com outros olhos o que as Crianças Índigo passam. Ignorar esse fato é como ignorar toda uma vida, por isso, se eu não quisesse levar esse estudo adiante, não faria sentido minha existência neste planeta. O conhecimento é de todos, mas a sabedoria é algo bem mais subjetivo que deve ser muito bem canalizado em nossas vidas, por isso, deixo um recado aos pais Índigo: amem seus filhos, acima de tudo; respeitem seus filhos, apesar de tudo; aprendam com seus filhos, mesmo que perante vossos olhos estejam errados.

Ser Índigo não é ser "problema".

Ser Índigo não é ser tratado e visto como alguém com "déficit de atenção", porque atenção eles, nós, Índigos, temos de mais.

Ser Índigo é ser questionador para uma nova educação do ensinar e do aprender.

Ser Índigo é carregar o propósito divino na escolha que fizemos, mesmo que para isso tenhamos de boicotar a Ritalina e os "concertas" (Concerta, nome comercial do medicamento que está sendo prescrito a pessoas diagnosticadas com DDA e Hiperatividade) da vida.

Ser Índigo é não ser um fantoche que cala a boca porque assim o querem.

Ser Índigo é ser o que verdadeiramente somos, seres de Luz e de Paz, pacificadores, curadores, educadores, questionadores, pois foi para isso que viemos para ensinar e para aprender uma nova forma de viver.

Vania, 42 anos, Brasil

O CASO DE UMA EMPRESA FUNDADA E ADMINISTRADA POR JOVENS ÍNDIGOS

Sou consultora de empresas que atua na realização de intervenções que visam a saúde e a qualidade de vida no trabalho. Fui localizada e contatada por um dos jovens fundadores da empresa citada no caso a seguir, que, após ler o meu livro sobre Índigos, sentiu grande emoção e teve a intuição de que eu poderia ajudá-los quanto à evolução saudável da sua empresa. Ele tinha 24 anos nesta ocasião e um filho de 1 ano de idade. Acredito que seja muito interessante transcrever a carta que ele me enviou, após terminar a leitura do livro:

Olá, Ingrid

Aqui estou eu lhe escrevendo, 24 horas após ter experimentado algo que parece ter o potencial de mudar a minha vida e minha concepção do que há por vir. A sabedoria divina, oculta no acaso (que não existe) me possibilitou conhecer ontem uma pessoa especial e que trazia embaixo do braço um livro que chamou a atenção; curioso, solicitei para ler enquanto essa pessoa conversava com outros e ali começou uma experiência maravilhosa. Nesses 15 minutos, pude identificar, em seu livro, características, virtudes (defeitos?) etc. que são a essência de minha vida, e a primeira sensação foi uma vontade incrível de chorar. Levar consigo tais características não é fácil, como você mesmo nos conta, e estou experimentando neste momento uma sensação de libertação, em que certas dúvidas foram sepultadas e novas floresceram.

Acabo de voltar da Feira do Livro, onde estive exclusivamente para comprar seu livro Crianças Índigo, a evolução do ser humano. *Neste momento, estou lendo com meu filho e chorando, a TV com volume alto (normal, não é?) e em um impulso resolvi escrever para você, honestamente, com a esperança de obter quaisquer orientações sobre uma indagação: agora?*

Ingrid, também notei em seu livro que fazes referência a uma atividade desenvolvida em empresas para melhorar a qualidade de vida. Ficaria muito grato se puder me passar informações sobre como desenvolvo esse trabalho e como uma empresa pode contar com o seu apoio. Não tenho prudência alguma ao falar para sócios e colaboradores que o que fazemos é meramente uma atividade "meio", nossa real atividade "fim" é algo mais nobre e sublime, e é essa mensagem que gostaria de passar a todos.

Muito obrigado, parabéns, e que Deus lhe abençoe pela sua iniciativa!

Quando recebi e li essa carta, me senti feliz e muito emocionada. A rapidez com que a sincronicidade trabalha é cada vez mais impressionante e, mesmo sabendo disso, ainda assim, não deixamos de sentir e de nos encantarmos com sua magia e precisão. Afinal, recém havia lançado o livro, *Crianças Índigo – a evolução do ser humano*, em que terminei falando sobre as lideranças do futuro, e já estáva recebendo o contato de um deles, sinalizando que o tempo não é o futuro, o tempo desses novos líderes é o AGORA!

Recebi este lindo presente do Universo e trabalhei como consultora dessa empresa, sobre isso falarei na terceira parte deste capítulo.

A liderança manifesta dos Índigos

Finalizei o meu livro *Crianças Índigo – a evolução do ser humano* falando sobre os Índigos, líderes do futuro:

Nós criaremos novos cargos para eles, cargos e posições que nunca existiram, devido à sua genialidade, seu brilho. Como no caso do maestro russo Valery Gergiev, para o qual o Metropolitan Opera, de Nova York, criou o cargo de Diretor (geral e artístico) Maestro Convidado, posição que nunca existiu antes. Isso só para poder contar com o talento e a luz desse grande gênio da música contemporânea. Um ser que, embora seja tão diferente em seu comportamento e tenha atitudes que desafiam todas as regras e padrões estabelecidos, é tão genial que ninguém pode prescindir de seu talento, de sua genialidade fantástica! E, por isso mesmo, abre-se mão da rigidez das regras, aumenta-se a tolerância e abre-se o caminho! Isso é AMOR INCONDICIONAL e desse AMOR todos precisamos para VIVER.

Ou eles mesmos criarão, com o passar do tempo, esses novos espaços, ao perceberem a necessidade. Na educação talvez esteja um dos primeiros desafios e principal missão dos Índigos. Eles próprios terão de propor novos modelos e métodos para ensinar e aprender, tornando-se os novos modelos e parâmetros, ou os exemplos vivos da nova educação e dos novos educadores, com bases humanistas, visão holística, transpessoal e transdisciplinar. E, acima de tudo, pautados pela Ética, pelo Amor e pela Verdade.

Esperemos para ver as empresas que eles vão criar, as soluções que eles irão encontrar e oferecer para um novo mundo!

Concluímos citando Annita Roddick, fundadora da *Body Shop* e autora do livro *Meu jeito de fazer negócios*:

A meus netos, na certeza de que eles seguirão o caminho de seus pais e avós – determinados, verdadeiros, livres para pensar, simpáticos, demolidores de mitos, inconformistas e ativistas.

E, daqui, quero começar contando o caso dessa empresa, pois sempre acreditamos que todo o fim é realmente um começo. Afinal, esse é o princípio da Unidade, de onde todos viemos e para onde regressaremos, um dia.

Os Índigos se caracterizam por serem os "rompedores do sistema", o que nos dá uma clara ideia de que sua missão é mesmo questionar, cutucar, desacomodar e incomodar, no melhor sentido que essas expressões possam ter. Eles estão vindo para acelerar o processo de derrubada dos muros que separam a velha da nova energia e para assim abrirem passagem para o livre exercício do Ser na direção da expressão da consciência e da evolução.

O Universo é sábio e providenciou que um dom fundamental para a realização dessa missão viesse fortemente manifesto nos Índigos, o qual denominamos liderança. Em outras palavras, liderança significa a capacidade de influenciar outras pessoas, o que evidentemente se traduz como poder, um poder pessoal para influenciar os outros.

Os Índigos trazem consigo uma característica marcante, que é justamente a liderança, a qual pode ser percebida desde a primeira infância.

Nós tivemos a oportunidade de conhecer e de conversar com inúmeros Índigos, tanto crianças quanto jovens e adultos, e pudemos constatar, na história de cada um, a característica de uma liderança nata, que se manifesta com clareza para aquilo que ambicionam e com resistência impressionante para "lutar" até que obtenham o que desejam, o que muitas vezes é confundido, infelizmente, com teimosia. Desde os primeiros anos da infância, já na família, essa liderança se manifesta como um jeito de "conduzir" os hábitos e os comportamentos familiares, conquistando, de algum modo, o respeito de todos e influenciando a todos com seu exemplo, com seu discurso enfático e com bons argumentos, ou ainda, com um jeito tão sincero quanto puro e amoroso que não permite que alguém tenha coragem de recusar lhe seguir ou de deixar de concordar com o que ele expõe ou propõe.

Com minha observação e experiência, e também de acordo com as observações de outros autores, a liderança dos Índigos é espontânea, carismática, ocorre normalmente por meio do conhecimento sobre determinados temas e pelo exemplo dado, pelo encantamento que seu modo de ser e de estar no mundo causa aos outros. Além disso, algumas características e dons naturais tratam de dar um colorido especial à atuação de cada Índigo, permitindo que ganhe rapidamente um número crescente de admiradores e de seguidores. Entre essas características destacam-se a humildade, o espírito cooperativo, a solidariedade, o senso ético, a espiritualidade, a sensibilidade acentuada, a facilidade que possuem para estimular e criar o consenso, e valores elevados.

Entre dons e talentos, há, por exemplo, a capacidade de ler instantaneamente os pensamentos dos outros e também de ler livros e manuais ou mesmo manejar equipamentos eletro-eletrônicos; a telecinesia, a criatividade pronunciada e a capacidade de ver o futuro e de criar visões (ou de captar essas visões) avançadas sobre o futuro.

São normalmente muito preocupados com o bem-estar e as condições de vida dos outros, sejam eles conhecidos ou não. São, portanto, muito humanos, com tendência a se envolver com trabalhos voluntários e ligados à responsabilidade social. Questionam e se incomodam muito com a hipocrisia, a falsidade e a incoerência entre discurso e ação que encontram à sua volta. Eles, na verdade, demonstram indignação sempre que puderem e, quando vêm de famílias muito rígidas e repressoras, podem até demorar um pouco mais para se manifestar abertamente, mas quando rompem as barreiras e chegam ao que dizem ser seu limite, começam a contrariar e a incomodar o sistema vigente, causando, muitas vezes, certa surpresa nos que os rodeiam, já que passam a se mostrar "diferentes" do que sempre foram.

Seus familiares dizem então: o que será que está acontecendo com ele/ela? Nunca foi assim com a gente. Sempre pareceu tão calmo e pacífico...

Na verdade, esses Índigos, por razões muito suas e sempre ligadas a um forte senso de responsabilidade, se mantiveram sob controle até não aguentarem mais e acharem que já é hora de serem quem eles realmente são. Abandonando a postura controlada, eles podem até assustar adultos e familiares. No entanto, se formos nos aproximar e conhecer suas relações entre colegas, amigos e até mesmo no trabalho, vamos constatar sua liderança espontânea manifesta e gerando muitos frutos positivos nesses âmbitos de sua vida.

Uma visão do perfil desses líderes do futuro

Os líderes do futuro no planeta serão pautados pela terceira visão, guiados por sua intuição, centralizados no poder do agora e do amor verdadeiro, cuja fonte é uma só. Os líderes do futuro não serão apenas líderes, serão inspirados e inspiradores de uma visão clara e cristalina. Tal visão da vida será como um caleidoscópio divino, multifacetado e multicolorido, que contempla as infinitas nuances de possibilidades coloridas e brilhantes, de forma que, ao olhar pelo caleidoscópico, se possa enxergar exatamente aquilo que em nosso mais íntimo ser, cada um de nós sonha e anseia encontrar. Os líderes serão fiéis aos próprios valores e princípios, que serão tão elevados e tão superiores quanto arrebatadores. O centro desses valores pulsará incansavelmente e será visível a todos de alma pura e aura clara, será tão evidente e indubitável quanto a luz do sol o é para qualquer ser vivo.

Os líderes do futuro que vibrarão na frequência Índigo, Cristal e Arco-íris serão seres humanos evoluídos que terão olhos de ver, de enxergar, de sentir, de perceber, de se emocionar e de falar. Eles terão todos os sentidos ativados, equilibrados, harmonizados e unificados em seu coração. Assim, o centro cardíaco será o verdadeiro centro de expansão da consciência. Os líderes do futuro o saberão e investirão sua energia no desenvolvimento desse centro em todos os seus liderados.

A gestão dos negócios será inspirada não com base em indicadores econômicos ditos externos, tais como PIB, balança comercial, risco-país etc. A gestão dos negócios será totalmente reorientada e reestruturada, e se baseará e se inspirará nos indicadores internos vindos de um padrão vibratório coletivo e de uma "plataforma" de sinais energéticos multicoloridos e multifuncionais. Esses sinais abastecerão todas as empresas e instituições quanto às necessidades e expectativas específicas dos diferentes coletivos existentes no planeta. Tais necessidades podem ser de ar fresco e puro, de energia solar, de pulsação da Terra, de oxigênio, de clorofila, de cristalinização, de água e de luz em suas mais variadas formas, de raios gama e de aproximação ou distanciamento, de aceleração e de ativação, de sutilização ou de densificação das energias. A partir de tais informações distribuídas por essa plataforma, todos os negócios serão guiados e se auto-organizarão diariamente, ciclicamente.

A chamada indústria de transformação de matéria-prima e a indústria de manufaturados não mais existirão – não nos moldes atuais. A poluição e os danos ambientais serão naturalmente controlados e banidos, com sabedoria, pelas novas formas de gestão inspiradas por eles, os líderes do futuro.

Os verdadeiros desafios serão não mais competir para ter melhores produtos/serviços e mais lucro financeiro, e, sim, cooperar crescentemente para a integração de nossas células individuais e consciências até o ponto em que não se percebam mais diferenças significativas entre os seres humanos e em que as características essenciais de nosso ser sejam focadas, evidenciadas, exercitadas e desenvolvidas visando à geração de novas configurações no campo das artes e da ciência avançada (muito diferente da atual!), no campo da expressão do ser.

O objetivo máximo estará evidente para os líderes do futuro: a união cooperativa crescente e a evolução permanente na direção da união cósmica.

As disciplinas a serem estudadas e aplicadas nas escolas, universidades e empresas serão outras: ética fundamental, espiritualidade, arte e criatividade, unidade e diversidade, ecologia e cosmologia, energia em suas diferentes formas, transdisciplinaridade, seres biopsicossocioespirituais, entre outras.

O pacto para a convivência pacífica será semelhante ao pacto feito por um músico já veterano com Bob Dylan: "sem medo, sem inveja e sem maldade, disse ele a Dylan, assim poderemos trabalhar juntos".

Um caso real de liderança dos Índigos

Nosso objetivo aqui é mostrar, com um caso real, como os adultos e jovens Índigos estão se saindo na condução dos negócios, na gestão de pessoas, de recursos técnicos, materiais e financeiros, e, ainda, na relação com seus parceiros, fornecedores e sociedade.

A empresa PBI aqui apresentada foi fundada pelo jovem que nos escreveu a carta citada na primeira parte deste capítulo, quando tinha 20 anos de idade, junto com mais dois sócios bem jovens, com idade próxima à dele. A empresa atua na área de informática e está focada em segurança virtual.

Para ilustrar as características desses líderes, vejamos como eles expressaram a missão dessa empresa:

Para nós, a PBI é acima de tudo uma empresa com alma!

A alma de uma empresa é o motivo pelo qual ela existe, além de sua atividade fim. Em nossas vidas, a alma serve para nos lembrar de nossa missão nesse mundo, e é essa filosofia que procuramos transpor dia a dia para nossa empresa.

Temos paixão, vontade, ação, AMOR, carinho, respeito e dedicação por tudo o que fazemos, e nosso negócio é um meio para a realização de sonhos e cumprimento de nossa missão de servir uns aos outros.

Breve história da empresa PBI

A história da empresa, que recentemente comemorou seu quinto ano de existência e de sucesso, é muito bonita e representa a concretização de um sonho que se tornou possível pela amizade, amor, admiração e respeito mútuos, pelos valores comuns e pela força de uma visão que une seus sócios. "Antes de tudo, nós somos amigos, somos irmãos", afirmam eles sempre que questionados sobre a relação societária.

Enquanto trabalhavam juntos em outra empresa de informática, eles acalentaram o sonho de criar uma empresa diferente das outras. Eles sonhavam com uma empresa que reconhecesse e valorizasse as pessoas, que oferecesse participação nos seus resultados, melhores condições de trabalho e muito mais qualidade de vida, felicidade e dignidade.

A PBI foi fundada oficialmente em junho de 2001, em Porto Alegre. Os dois fundadores iniciais convidaram outras pessoas para sócios, eram sete no total. Desde então, passou por diferentes fases, algumas bem críticas devido a conflitos que exigiram uma revisão de objetivos, de foco e da relação com os primeiros sócios.

Outro momento importante foi quando os sócios se deram conta de que o foco da PBI, assim como sua competência principal, era segurança e, não treinamento ou qualquer outra atividade. Houve, nessa época, uma crise importante e muito significativa para os rumos da empresa. Eles perceberam que "estavam sendo capitalistas e focados no lucro", segundo um dos sócios. Isso, definitivamente, não era o que desejavam; então, voltaram a focar nas pessoas e no seu desenvolvimento.

Pode-se dizer que houve um realinhamento de propósito, de missão e de valores que ainda está em movimento na atualidade, tendo em vista que tudo é muito recente na vida desta jovem empresa. Então, eles voltaram a se concentrar no objetivo maior: AS PESSOAS.

Os valores da empresa

Os valores declarados da PBI são organização, gentileza, conhecimento e desenvolvimento humano.

A visão da PBI

Durante uma de nossas reuniões como consultores dessa empresa, sugerimos aos sócios que aclarassem sua visão de futuro para a PBI, de forma que esta pudesse inspirar a todos e orientar todas suas decisões e ações ao longo de sua história.

No dia seguinte após a reunião, um dos sócios, o mais jovem, me enviou uma linda e emocionante descrição da visão da empresa para o futuro, que ele estimou em uma visão para daqui dez anos. Quando a recebi, via e-mail, fiquei muito impressionada, feliz e emocionada com a energia e o conteúdo dessa visão. Transcreverei apenas um trecho dessa visão para dar uma ideia ao leitor da sua vitalidade e de sua força inspiradora:

A PBI daqui a dez anos, um lindo dia se inicia!

As notícias projetadas no espelho da sala contam novidades sobre os excelentes resultados de nossa economia, e quem imaginava que o Brasil não pudesse dar certo? Somos líderes mundiais na produção de biocombustível e água potável! Além disso, nossa venda de grãos nunca foi tão grande desde a abertura de mercados que, até algum tempo atrás, eram totalmente fechados em função dos subsídios dos países ricos. Agora, já não existem mais. Infelizes tempos, aqueles do petróleo como maior fonte de energia e das barreiras comerciais!

Com um simples toque no teclado que se projeta na mesa, chamo minha caixa postal e leio um e-mail de um amigo que conta como foram suas férias em viagem ao espaço. Está cada vez mais barato! Quem sabe ano que vem? O trabalho remoto se tornou uma realidade há alguns anos, e o pessoal se reúne mais para confraternizar-se.

Mesmo sem estarmos todos presentes, nossa união é muito grande, a tecnologia realmente ajuda nossa aproximação, porém, nada substitui o nobre sentido de equipe que temos em nossa empresa. Nossas reuniões semanais agora são possíveis com o novo sistema de projeção de imagens, tecnologia copiada da indústria de cinemas, onde assistir filmes há muito tempo é realmente uma experiência real! Mesmo com toda a tecnologia disponível, reuniões pessoais com clientes continuam sendo uma ótima ferramenta de relacionamento. Com uma reunião agendada para a tarde em outra capital, é necessária certa pressa para não perder o avião (os aviões são muito maiores agora, a aviação de fato popularizou-se!). No caminho para o aeroporto, um cliente me liga para uma conversa rápida no meu PCD (sim, nosso antigo celular). Sua expressão no visor é muito preocupada em função da recente invasão da linha de produção da fábrica. "Os robôs simplesmente pararam! Precisamos de ajuda!"

Por um minuto, deixo o carro no piloto automático e, pelo computador de bordo chamo nossa central de atendimento solicitando especial atenção de nossos experts *para o caso. Mesmo com uma viagem muito curta, a cabeça na poltrona me permite pensar em como nossa empresa evoluiu nos últimos anos e como o sentimento de equipe e de persistência foram a base para o nosso crescimento. A convergência entre comunicação, informação, diversão e o efetivo uso da tecnologia pelos setores de justiça, governo, saúde e demais seções de nossa sociedade foram, aos poucos, quebrando muitos paradigmas e permitindo que nossos serviços e soluções fossem ganhando cada vez mais importância. Tempos distantes aqueles em que monitorávamos os consoles de antivírus dos clientes.*

Somos uma referência no país em consultoria e em serviços especializados de adequação de empresas a leis que normatizam toda a relação entre produção e tecnologia.

Toda a empresa é treinada e avaliada para seguirmos com nossa certificação internacional de qualidade na prestação de serviços de TI. A expansão de novas áreas e da própria PBI só foi possível com a formação e o contínuo aperfeiçoamento de seus líderes.

Nossa área administrativa responsável pela adequação da empresa aos mais diversos programas de qualidade também se destaca há muitos anos pelo foco no desenvolvimento da qualidade de vida de todos em nossa corporação.

Muitas mudanças aconteceram nos últimos anos; a convicção em nosso sonho seguiu inalterada, fixada pela energia de cada participante desta grande família. Para que serviram todas as mudanças e para onde vamos? Temos a certeza de que todas as iniciativas de incentivo e de desenvolvimento da qualidade de vida foram o alicerce para os novos tempos; a linha de intersecção entre trabalho e lazer foi apagada há algum tempo; e o maior sonho já está a nosso alcance: fazer da PBI uma empresa com alma.

Sobre nosso negócio? Acreditamos na PAZ reinando absoluta em todo o mundo. Na sociedade digital, ainda somos passíveis de condutas erradas de algumas pessoas. Por isso, precisamos ser fortes e sólidos na entrega de segurança para nossos clientes.

Caminhe conosco...

Faça parte desse sonho!

Com as declarações e com a visão que apresentamos da empresa PBI, creio que fica evidente o espírito desses jovens líderes, talentosos, dedicados, trabalhadores, evoluídos e sábios. Percebe-se que eles têm a consciência de que estão vivendo em uma realidade que ainda privilegia o lucro financeiro acima de qualquer outro valor, e a competição em detrimento da cooperação. Eles estão conscientes de que estão participando e interagindo em um nível de realidade que ainda precisa quebrar muitos paradigmas para alcançar uma visão mais integral, verdadeira e profunda do ser humano, que é a visão holística e transpessoal, a qual afirma que o ser humano é um ser BIOPSICOSSOCIOESPIRITUAL.

Eles sabem muito bem que precisaram de muito trabalho, muita tolerância, muito esforço e muita união para alcançar o sonho de construir uma empresa com alma que sobreviva e perdure, que cresça, se expanda e seja uma referência no mundo dos negócios e das relações humanas. Os Índigos, líderes do futuro, sabem muito bem que valores privilegiar, eles têm a visão de um mundo mais justo, mais amoroso, pacífico e iluminado. Eles acreditam e sabem que esse mundo é possível!

Os Índigos, líderes do futuro, estão convictos de que o caminho passa pelo despertar das consciências, pelo trabalho árduo, que exige investimento profundo no autoconhecimento e no autodesenvolvimento deles mesmos como seres humanos e como líderes. Eles sabem que a medida do sucesso não é o aumento de renda líquida, e, sim, o desenvolvimento espiritual e o bem-estar físico de todos os que estão envolvidos na empresa. Eis a visão de lucro que os líderes do futuro possuem: a linha de base para cada pessoa envolvida é o rendimento de realização e gratificação que não podem, absolutamente, ser ameaçados, *versus* o rendimento em dólares, euros, ienes que deverão ser ultrapassados no próximo período para sobreviver e se manter como uma empresa sustentável.

Basta prestarmos atenção nas novas empresas, nos políticos jovens, nos profissionais e nas diferentes lideranças que estão surgindo à nossa volta para percebermos que a transformação está em marcha e que sua velocidade está em aceleração.

As palavras de Gary Zukav, proferidas há pelo menos dez anos, de forma visionária, definem perfeitamente o que caracterizará, cada vez mais, um mundo liderado pelos Índigos, os líderes do futuro:

"À medida que o objetivo de contribuição máxima for sendo aplicado, o mundo do comércio passará a refletir os valores da alma da mesma forma que, atualmente, reflete os valores da personalidade. À medida que as pessoas forem empreendendo a tarefa de harmonizar sua personalidade com sua alma, as empresas passarão da busca do poder exterior – competição por participação no mercado e investidores – à busca do poder autêntico – capacidade de conferir poder à pessoa e uma vida melhor sobre a Terra. E, ao que parece, nem precisaremos esperar tanto para ver e viver em um mundo assim!"

Mensagem final

Saber quem somos, querer ser quem somos e jamais abrir mão de ser quem somos. Essa é a nossa mais elevada missão.

Jamais pense em desistir e nunca abandone seus projetos e sonhos. Siga sua intuição e seu coração ouvindo a voz que vem de longe, de um saber antigo e novo, pois esse é o som da evolução que se faz sonora em você e por você. Você é um canal e sempre será enquanto assim o permitir. Você é o começo do fim de uma época que não terá fim, que se iniciará aos seus pés e que se elevará às alturas, um tipo de civilização que sonhou, que muitos sonharam, mas que poucos acreditaram, por muito tempo, que seria possível. Você é um canal da manifestação e da realização dessa frequência energética que abre portas e portais, que choca, que incomoda, mas que também encanta e apaixona a todos que abrem os olhos e são tocados na alma. É chegado o tempo de assumir sua verdadeira roupagem, suas vestes de Adulto Índigo, Índigo-Cristal, e afirmar sua nobreza, sua riqueza espiritual, sua amorosidade expansiva, sua alegria e bom humor. É tempo de você colocar os dois pés na Terra, de sentir o coração da Terra pulsar em você e de assumir para si a responsabilidade de ajudar as velhas e as novas gerações a saber que o tempo não existe, que a prisão da dualidade é finita, e que o Universo é uma teia de infinitas possibilidades nas quais estamos todos entrelaçados, unidos e livres para ser o nosso mais puro ser, a nossa essência que é de luz, que é divina.

É chegada a hora de abrir as janelas, os porões, as portas e manifestar a luz que nós sabemos ser a razão de estarmos aqui. Adultos Índigo, vocês são honrados, são amados, são louvados por tanta coragem, por tanto esforço, por terem chegado até aqui. Sacudam de vocês tudo o que não lhes pertence, sacudam e livrem-se da poeira acumulada sob forma de falsas crenças, de alimentação tóxica para o corpo, mente e espírito. Purifiquem-se com o contato direto com a natureza e com seus elementos: a água, o ar, o fogo e a terra, e usem todos os recursos e potenciais que vocês receberam como dons sagrados e divinos. Manifestem seus dons de forma equilibrada, equânime, justa e ética. Sejam, alegremente e sem medo ou receio, quem vocês são!

Este é um chamado urgente e firme que lhes faço com este livro e com este canal que o escreveu!

Honrem a existência de vocês e dignifiquem a passagem por esse plano terrestre, enquanto nós lhes agradecemos e lhes saudamos com nosso eterno amor!

Mensagem recebida de meu guia e amigo Amenom

ANEXOS

Tradução da letra da música *Combatiente,* do grupo mexicano Maná:

Combatente

Desde criança me conduziam os sonhos
Tudo era imposição
Desde menino controlavam o que ia pensar
Matavam a ilusão
O que não mata me fortalece
Hoje ser combatente me fortalece
Hoje, por hoje, por hoje

E nunca quis ser igual
Nunca me tocou ser do rebanho
Pensar tão diferente hoje,
Hoje me tem vivo, combatente

Sou combatente
Ninguém vai me parar
Sou combatente
Nada vai me parar, não, não

Sou combatente, sobrevivente, eu
O que não me matou me fortalece

Somos em série fabricados
Como uns clones programados
Sempre impondo o que pensar
Que poder, que amar, que rezar, que pisotear

Sou combatente
Ninguém vai me parar
Sou combatente
Nada vai me parar, não, não.
Sou combatente, sobrevivente, eu
O que não me matou me fortaleceu

Submissão é o que nos mata
A imposição o que vai nos matar
Melhor é respeitar ao próximo,
Amar e ser um combatente

Sou combatente
Ninguém vai me parar
Sou combatente
Nada vai me parar, não, não.
Sou combatente, sobrevivente, eu
O que não me matou me fortaleceu

Receita de trigo germinado

Ana Laura Guimarães - Nutricionista

Após 24 horas de molho na água, a semente do trigo já demonstra seu germe. A planta, em seu estágio inicial, concentra mais vitaminas e sais minerais do que as folhas adultas. A molécula das plantas, com a fotossíntese (que na presença da luz solar absorve gás carbônico e o transforma em oxigênio), é também responsável por benefícios mais diretos ao organismo humano. Sempre prefira sementes de origem orgânica para potencializar o processo. Então, é só distribuir as sementinhas germinadas sobre dois centímetros de terra preta em uma caixa plástica. Caso queira, você pode fazer pequenos furos no fundo dessa caixa, utilizando um prego quente, para que o excesso de água da irrigação escoe. Caso contrário, utilizando apenas o aspersor de água, não é necessário furar, mas é preciso ter cuidado para não deixar a terra muito molhada, o que pode gerar fungos e até matar seu plantio. Ao espalhar o trigo sobre a terra, cubra totalmente o espaço, sem deixar espaço entre os grãos, de forma a não enxergar a área de plantio. A experiência mostra que os grãos de trigo, ou outros, cobertos pela terra, demoram mais para germinar. Então, cubra inicialmente sua micro-horta com um pano escuro, já que as sementes necessitam de ambiente sem luminosidade para o devido desenvolvimento. O tempo de colheita, dependendo do clima e da região, é de aproximadamente sete dias, ou seja, quando o capim do trigo estiver medindo entre 8 e 10 cm. Em locais de clima seco e quente, a colheita pode levar até dez dias. O trigo germinado é usado em curas de três semanas, a cada dois ou três meses, mesmo na pequena proporção de três colheres de chá por dia nos alimentos ou fora das refeições.

Resumindo a germinação do trigo:

Deixe o de grão de trigo seco de molho na água por 24 horas. Depois, escorra a água e deixe os grãos em uma peneira. Molhe a peneira várias vezes ao dia com aspersor para manter a umidade. Quando despontar as primeiras raízes, esparrame os grãos sobre um recipiente com terra preta orgânica, sem necessidade de espaço entre eles. Cubra o recipiente com um pano escuro. Dentro de cinco a sete dias, as folhas alcançam a altura de 8 a 10 cm. É o momento de cortar o broto e preparar o suco.

Como começar a meditar

Sente-se ou deite-se (se preferir) confortavelmente, feche os olhos, fique bem à vontade. Comece a controlar e a observar sua respiração, perceba seus pontos de tensão e transmita ao seu corpo a mensagem: "Está tudo bem, tudo em paz, pode tranquilizar-se". Peça a cada músculo que ceda e relaxe. Afaste os pensamentos dispersos, um a um. Nada capaz de prejudicá-lo vai aflorar em sua mente. Concentre-se em um tema, em uma palavra (por exemplo, PAZ, AMOR ou LUZ), imagem ou som, ou simplesmente esvazie a mente. De repente poderá se produzir dentro de você um *flash* brilhante, um *insight*, um dar-se conta de algo como uma solução para um problema que parecia sem solução ou algo assim, é o que chamamos de despertar para a verdadeira realidade, aquela que realmente importa, a realidade mais profunda.

Dicas:

• Use uma máscara feita de ervas para relaxar durante a meditação e ajudar e a promover a cura. Essas máscaras são encontradas em farmácias de manipulação ou casas de produtos naturais.

• Se puder, escute uma música relaxante, instrumental e bem suave.

• Se gostar, pode colocar um incenso suave que favoreça o relaxamento e a meditação, como o incenso de sândalo ou todas as misturas que o incluem, como lavanda, alfazema e mirra.

Sugestão de meditação:

• Visualize uma luz proveniente da essência do Criador entrando pelo seu chacra coronário (alto da cabeça, onde fica a moleira). Enquanto absorve essa luz, permita que ela desça pela sua glândula pineal (na parte central posterior da cabeça) e pelo timo (no ponto central do peito, um pouco abaixo da garganta). Deixe que ela chegue a todo o seu corpo. Logo, retenha essa luz durante alguns segundos, exale e libere-a pelo chacra cardíaco (no centro do peito, nas mulheres, abaixo dos seios). Repita esse processo várias vezes enquanto aquieta sua mente e relaxa o corpo, começando a desacelerar sua respiração. Com sua imaginação, viaje com essa luz para dentro e para fora de seu corpo. Na medida em que torna sua respiração mais lenta, experimentará uma sensação de graça, uma lembrança do que é o amor e uma cura na Luz de Deus.

Sobre o Concerta®

O medicamento Concerta é composto da mesma substância ativa metilfenidato no medicamento Ritalina. Falamos sobre a Ritalina e os equívocos quanto a sua indicação e utilização no livro Crianças Índigo, a evolução do ser humano.

Aqui decidi falar sobre o Concerta que surgiu depois e na onda da Ritalina. O Concerta causou-nos forte impacto pelo nome comercial que sintoniza muito com a visão mecanicista do ser humano. Nela, o ser humano é visto como uma máquina a serviço do capitalismo e do lucro. Uma máquina, sim, pode ser "Concertada", daí indicarem o Concerta! Observe-se que as novas gerações são diferentes em suas características e natureza justamente para romper com os sistemas antigos, arcaicos e obsoletos ligados ao capitalismo. Então, dá para entender que este mesmo sistema tenha tratado, de forma perversa, de disseminar a falsa crença de que nossas crianças e jovens nascem com patologias comportamentais "batizadas" de Déficit de Atenção e Hiperatividade.

Claro está que trata-se de uma campanha disfarçada para paralisar, anular todos os dons e capacidades com que estas gerações são dotadas e impedir, assim, que elas prossigam com seu propósito e missão: questionar, romper sistemas, transformar!

O Concerta é a mesma droga que a Ritalina. Sim, é uma droga que causa dependência por ser da mesma família das anfetaminas, cujos estudos que obviamente não são citados na bula, indicam risco de morte súbita para crianças e jovens entre vários outros efeitos secundários já evidenciados.

Transcrevi aqui apenas uma parte da bula desta droga que de inocente e amiga da saúde, não tem nada. Fica o alerta sugerindo que usem a intuição e o próprio discernimento.

Folheto informativo do Concerta®

Concerta® é um medicamento à base de metilfenidato que está prescrito para crianças, jovens e adultos diagnosticados com DDA e hiperatividade:

Concerta® 18 mg – 36 mg – 54 mg comprimidos de libertação prolongada, cloridrato de metilfenidato.

O que necessita saber acerca de Concerta® Comprimidos de Libertação Prolongada:

A substância ativa é o cloridrato de metilfenidato.

Os outros ingredientes incluem butilhidroxitolueno (E321), acetato de celulose 398-10, hipromelose 3cp, 6cp e 15cp, ácido fosfórico concentrado, poloxamero 188, óxidos de polietileno 200K e 7000K, povidona K29-32, cloreto de sódio, ácido esteárico, ácido succínico, óxido de ferro preto (E172), óxido férrico amarelo (E172), óxido férrico vermelho (E172, apenas na dosagem de 54 mg), lactose monohidratada, dióxido de titânio (E171), triacetina, cera de carnaúba, macrogol 400, álcool isopropílico, propilenoglicol e água purificada. O metilfenidato, substância ativa do Concerta®, é um estimulante que aumenta a atenção e diminui a impulsividade e a hiperactividade em doentes com Perturbação de Hiperatividade e Deficiência de Atenção (ADHD). Os sintomas da ADHD incluem incapacidade de prestar atenção durante muito tempo, cometer erros por descuido, não ouvir com atenção, não terminar as tarefas, não seguir as orientações, distrair-se com facilidade, ser irrequieto, falar demasiado, correr de um lado para o outro em momentos inapropriados, interromper os outros e agir sem pensar. Seu filho poderá não apresentar todos esses sintomas. Muitas crianças e adolescentes apresentam, de vez em quando, sintomas semelhantes a esses, mas no caso dos doentes com ADHD, tais sintomas interferem em sua capacidade funcional e verificam-se em mais de um ambiente (por exemplo, em casa e na escola).

Quando tomado pela manhã, os efeitos do Concerta® mantêm-se ao longo do dia até à noite. O médico receitou esse medicamento por considerá-lo o tratamento mais adequado para o seu filho. Concerta® poderá não ser adequado para todas as crianças e adolescentes com ADHD.

Tome especial cuidado com Concerta®:

Caso tenha sido referido um atraso no crescimento (ou aumento de peso e/ou altura) com a utilização prolongada de metilfenidato na criança, o médico controlará cuidadosamente o peso e a altura do seu filho. Caso o seu filho não apresente o crescimento ou o aumento de peso que seria de esperar, o médico poderá interromper temporariamente o tratamento com Concerta®.

Desporto

A substância ativa deste medicamento pode ser detectada como substância dopante, caso seja efetuada uma pesquisa dessas substâncias. Se o médico lhe disse que seu filho tem intolerância a alguns açúcares, contate-o antes de seu filho começar a tomar este medicamento.

Gravidez/Aleitamento

Concerta® não deve ser utilizado durante a gravidez ou o aleitamento. Se pensa que sua filha pode estar grávida, fale o seu médico antes de iniciar o tratamento. É importante que sua filha não engravide enquanto estiver tomando Concerta®, pois este medicamento pode provocar anomalias nos bebês antes do nascimento. Se sua filha já menstruar ou se sua primeira menstruação surgir após o início do tratamento, ela deverá utilizar um método contraceptivo eficaz, caso seja sexualmente ativa.

É importante que explique isso à sua filha.

Como tomar Concerta®

Concerta® não deverá ser dado a crianças com menos de 6 anos de idade. Este medicamento não demonstrou ser benéfico para crianças dessa faixa.

Efeitos secundários possíveis

Como os demais medicamentos, Concerta® pode ter efeitos secundários. Não se observam efeitos secundários em todas as pessoas.

Os efeitos secundários mais frequentemente referidos nos estudos clínicos realizados com o Concerta® são dores de cabeça, perda de apetite, insônia e dores de estômago. Outros efeitos que podem ser observados são os seguintes: aumento dos sintomas de ADHD, sensação de fraqueza, aumento da pressão arterial, náuseas e/ou vômitos, perturbações de estômago, perda de peso, contrações involuntárias (tiques), tonturas, fraqueza muscular, sonolência, ansiedade, nervosismo, depressão, altos e baixos emocionais, hostilidade, erupções cutâneas. Outros efeitos secundários observados, mas não tão comuns: dores no peito, febre, lesões acidentais, sensação de desconforto físico, dor, tentativa de suicídio, enxaqueca, aumento da frequência cardíaca, diarreia, incapacidade de controlar os movimentos intestinais, aumento do apetite, cãibras nas pernas, pensamentos ou sonhos estranhos, alucinações, movimentos musculares excessivos inesperados, confusão, alteração nos padrões do sono, perda de interesse, incapacidade de falar corretamente, hemorragias nasais, tosse, queda de cabelo, comichão, visão dupla, uma maior ou mais frequente necessidade de urinar, aparecimento de sangue na urina.

Outros efeitos secundários observados são: alterações dos níveis dos glóbulos vermelhos ou glóbulos brancos, alterações do ritmo cardíaco, batimento irregular do coração, palpitações, visão turva, dificuldade de foco, boca seca, alterações dos resultados dos exames laboratoriais, hepatite (inflamação do fígado), dores nas articulações, convulsões, agitação, confusão mental, sensações e/ou comportamento, atrasos no crescimento e perda de peso.

Os efeitos secundários mencionados em seguida foram também observados com outros tipos de medicamentos contendo metilfenidato: febre, hiperatividade, inflamação ou bloqueio das artérias no cérebro, convulsões (ataques), cãibras musculares, aumento das contrações involuntárias, movimentos patéticos, confusão mental, alterações no funcionamento do fígado, dor ou desconforto no peito, alterações ou erupções da pele não habituais, redução dos glóbulos vermelhos e atrasos no crescimento durante a utilização prolongada em criança.

Se seu filho apresenta algum dos efeitos secundários mencionados, informe seu médico ou farmacêutico o mais rapidamente possível. Caso detecte efeitos secundários não mencionados nesta bula, informe seu médico ou farmacêutico.

Exercício: reconhecer nossos dons

Como me vejo:

- Veja a lista de talentos a seguir.
- Anote com uma cor os talentos que reconhecemos em nós mesmos.
- Anote com outra cor os talentos que sentimos que temos latentes e que ainda não manifestamos.

Como me veem:

- Peça a amigos, familiares (pelo menos três) que, com a mesma cor com que anotamos nossos talentos manifestos, escolham itens da lista de talentos que reconhecem em nós.
- Peça-lhes que, com a outra cor, anotem os talentos que veem como latentes em nós.
- Observe se as duas listas de talentos manifestos em nós coincidem: a que fizemos e a que nossos amigos/familiares fizeram. Refletir sobre as diferenças.
- Faça o mesmo com a lista de talentos potenciais.
- Anote em um caderno as conclusões ao final do exercício.

Lista de talentos:

- Talentos linguísticos e literários: facilidade com a palavra e geração de ideias, escrever poesias, imaginar e contar histórias.
- Talentos plástico-visuais: pintar, desenhar, modelar, esculpir, relatar imagens, fazer filmes, videoclips.
- Talentos sonoros-musicais: interpretar, tocar, cantar, inovar a música, criar, tocar e compor.

• Talentos expressivos psíquico-corporais: imitar gestos e sons, representar, fazer teatro, improvisar, praticar esportes ou danças.

• Talentos inventivos-heurísticos: criar o que não existe, inventar coisas originais, sonhar com novos mundos, criar máquinas e protótipos, curiosidade, aficcionado pela ciência, sede de saber, fantasiar.

• Talentos simbólicos-matemáticos: criar símbolos, ir ao simples e essencial, reduzir números e fórmulas, organizar e classificar, encontrar a lógica das coisas, buscar razões e sentidos em tudo, sintetizar.

• Talentos socio-organizadores: conversar, convencer, dialogar, ser simpático, ser tolerante e solidário, contar piadas, rir facilmente, bom humor, ter projetos, inovar, organizar múltiplas atividades.

• Talentos profissionais: estudar e compreender a teoria e a prática da sua profissão, buscar, investigar, inovar, descobrir, desenhar novas máquinas, instrumentos, processos.

Fonte: Exercício sugerido por Aisemberg e Melamud, no livro Ser Índigo – como despertar los dones.

Colaboradores

Ana Laura Guimarães: Formada em Nutrição pela Faculdade de Nutrição do IMEC de Porto Alegre (1984). Tendo seus artigos publicados em revistas e jornais especializados, atua em sua clínica trabalhando com reeducação alimentar e terapia com florais. É pesquisadora e escritora. Atuou durante 15 anos como colaboradora semanal do jornal Zero Hora sobre nutrição, obesidade, florais e ortomolecular. Autora do livro *Comidaterapia*, que trata de reeducação alimentar associada à terapia com florais. E-mail: analauraguimaraes@analauraguimaraes.com.br

Vania Maria Abatte: Educadora física, especialista em psicologia do exercício e do esporte; especialista em ansiedade e depressão; escritora, pesquisadora, terapeuta holística há 23 anos no estado do RS. Site: www.auralandell.com.br. E-mail: vania@auralandell.com.br

Maria Cristina Monteiro de Barros: Psicóloga, mestre em Psicologia do Desenvolvimento pela USP, Especialização em Psicologia da Saúde e Hospitalar pelo HCFMUSP, Especialização em Psicologia Transpessoal pela ALUBRAT, representante dessa associação e coordenadora do curso de pós-graduação em Psicologia Transpessoal da Alubrat, em Porto Alegre. Membro da Sociedade Brasileira de Psico-oncologia, organizadora e coautora do livro *Psico-oncologia e Interdisciplinaridade* (Edipucrs, 2004) e *A Consciência em expansão: os caminhos da abordagem transpessoal na educação, na clínica e nas organizações,* Edipucrs (2008). E-mail: mcrisdebarros@terra.com.br

Ana Cristina Mariante: Formada pela Faculdade de Medicina da Universidade Federal do Rio Grande do Sul (UFRGS); inscrita no Cremers sob o número 4331; especialista em fisiatria pela Associação Médica Brasileira; curso de Formação em Medicina Chinesa-Acupuntura ministrado pelo AO CENTER (Centro de Pesquisa e Estudo da Medicina Chinesa, reconhecido pelo Departamento de Ortopedia e Traumatologia – Universidade Federal de São Paulo – Escola Paulista de Medicina); participação em inúmeros cursos e congressos dentro das áreas de Fisiatria e de Medicina Chinesa; treinamento para facilitadores do Jogo da Transformação – credenciado pela Innerlinks, da Fundação Findhorn (Escócia; formação em Aura-Soma Colour Therapy); curso de formação em Hipnose Eriksoniana – instituto Milton H. Erickson – Brasil, Região Sul; formação como Praticante da EMF Balance Technique – Fases I a VIII. E-mail: anacriz@terra.com.br

Margrethe Skou Larsen: Nascida em Porto Alegre e criada na Áustria, estudou Euritmia na Alemanha e nos Estados Unidos. Formou-se em 1989, e desde então trabalha com a arte do movimento que ensina a arte de viver bem, a euritmia. Seu trabalho baseia-se na ciência espiritual antroposófica, com inspiração do Brennan Healing Science e do Pathwork. Site: http://planeta.terra.com.br/arte/euritmiaviva. E-mail: marlegre@terra.com.br.

Cláudia Fetter: Educadora Física (CREF 02/RS 1939-G) especializada em Ciências do Esporte, ministrante de programas de Yoga, Meditação, Power Stretching, em Porto Alegre/RS. E-mail: claudiafetter@hotmail.com

Dr. Jorge Luis Raff: Doutor em Medicina Energética, especialista e mestre em Essências Florais, investigador metafísico e multidimensional argentino, conferencista e terapeuta que atende em diversos países, inclusive no Brasil, e autor de diversos livros, entre eles *Las Flores de Raff, Essências energéticas Conscientes*, CS Ediciones (1991). Site: floresderaff.org.ar. E-mail: raff@floresderaff.org.ar

Noemi Paymal: antropóloga francesa, pesquisadora, ex-presidente da Fundación Indigo do Equador e organizadora do livro *Pedagogia 3000*, recém-editado na Bolívia pela Asociación Intercultural Amerikkua. E-mail: npaymal@acelerate.com

Jeniffer Hofman: Intuitiva espiritual, autora, conferencista, mestre e canal do arcanjo Uriel. "Meu caminho foi desafiante e me proporcionou a percepção e compaixão que se requer neste momento, quando a humanidade está mudando sua consciência. Sinto-me honrada em ser canal para o arcanjo Uriel e em ajudar aos outros por intermédio desse processo." Para informações sobre como programar um seminário ou curso em sua região, solicite pelo E-mail: healing@urielheals.com

BIBLIOGRAFIA

ALVES, Rubens. *Se eu pudesse viver minha vida novamente.* Versus Editora, Campinas, SP, 2006.

AISEMBERG, Sandra e MELAMUD, Eduardo. *Ser Índigo – como despertar los dones.* Editorial KIER, Buenos Aires, 2006.

ASSAGIOLI, Roberto. *Psicosíntesis: ser transpersonal.* Gaia Ediciones, Madri, 1996.

BÉDUCHAUD, Gabriela. *Índigo y Niños de Hoy.* Editorial Albatros, Buenos Aires, 2005.

BRADEN, Gregg. *O código de Deus.* Editora Cultrix, São Paulo, 2006.

BRIGGS, John; PEAT, David. *A sabedoria do caos.* Editora Campus, Rio de Janeiro, 2000.

BUSCAGLIA, Leo. *Amor.* Editora Nova Era, Rio de Janeiro, 1999, 20ª Edição.

CAÑETE, Ingrid. *Crianças Índigo, a evolução do ser humano.* Editora Novo Século, 2008, São Paulo, Brasil.

___________. *O brilho nos olhos.* Edição independente, Porto Alegre, 2001.

CAPRA, Fritjof. *As conexões ocultas.* Editora Amana-Cultrix, São Paulo, 2002.

___________. *A teia da vida.* Editora Amana-Cultrix, Saõ Paulo, 9ª Edição, 2004.

CARROL, Lee; TOBER, Jan. *Homenaje a los Niños Índigo.* Ediciones Obelisco, Barcelona, 2003.

___________. *Crianças Índigo.* Butterfly Editora, São Paulo, 2005.

CHOPRA, Deepak. *As sete leis espirituais do sucesso.* Editora Best Seller, 3ª Edição, São Paulo, 1996.

CREMA, Roberto. *Introdução à visão Holística.* Summus Editorial, São Paulo, 1988.

CONDEMARÍN, Mabel; GOROSTEGUI, Maria Elena; MILICIC, Neva. *Transtorno do*

___________. *Déficit de Atenção.* Editora Planeta, São Paulo, 2006.

DALAL, A. S. *Uma Psicologia maior.* Editora Cultrix, São Paulo, 2002.

DETHLEFSEN, Thorwald; DAHLKE, Rudiger. *A doença como caminho.* Editora Cultrix, São Paulo, 1998.

DUBRO, Peggy Phoenix; LAPIERRE, David. *Entramados de Conciencia – evolución multidimensional.* Ediciones Vesica Piscis, Granada/ Espanha, 2006.

FERGUSON, Marilyn. *A conspiração aquariana.* Editora Record, Rio de Janeiro, 1992.

Fundación IN-DIGO de Ecuador. *La conciencia Índigo – futuro-presente.* La paz, Bolívia, 2004.

HAMER, Dean. *O gene de Deus.* Editora Mercuryo, São Paulo, 2005.

HEHENKAMP, Carolina. *El fenômeno Índigo.* Ediciones Obelisco, Barcelona, 4ª Edición, 2005.

GALEANO, Eduardo. *O livro dos abraços.* Editora LPM, 1989, São Paulo, Brasil.

GARDNER, Howard. *Cinco mentes para o futuro.* Editora Artmed-Bookman, Porto Alegre,

2007.

GUERRA, Teresa. *O poder Índigo*. Editorial Angelorum, Carcavelos, Portugal, 2005.

__________. *Crianças Índigo*. Editorial Angelorum, Carcavelos, Portugal, 2004.

LELOUP, Jean Ives. *Caminhos da realização*. Editora Vozes, Petrópolis, RJ, 15ª edição, 1996.

MASLOW, Abrahan. *Maslow no gerenciamento*. Editora QualityMark, 2001, Rio de Janeiro.

MORIN, Edgar. *Os sete saberes necessários à Educação do Futuro*. Editora Cortez, São Paulo, 2005.

MONACHESI, María; LIMONCELLI, Bárbara. *Adultos Índigo*. Editorial KIER, Buenos Aires, 2005.

NICOLESCU, Basarab. *O manifesto da Transdisciplinaridade*. Editora TRIOM, São Paulo, 1999.

PAYMAL, Noemí (org). *Pedagogia 3000*. Associación Intercultural AMERIKKUA, La Paz, Bolívia, 2007.

__________. *Qué hago com mi hijo?* Associación Intercultural AMERIKKUA, La Paz, Bolívia, 2007.

RAFF, Jorge Luis. *As flores da Árvore da Vida*. Editorial Raff, Buenos Aires, 2007.

RAY, Michael; RINZLER, Alan. *O novo paradigma nos negócios*. Editora Cultrix-Amana, 1993, São Paulo, Brasil.

RODDICK, Anita. *O meu jeito de fazer negócios*. Editora Campus, 2002, Rio de Janeiro, Brasil.

ROHDEN, Humnberto. *Einstein, o enigma do mundo*. Editora Martin Claret, São Paulo, 14ª edição, São Paulo.

ROSENFELD, Sandra. *O que é meditação*. Editora Nova Era, Rio de Janeiro, 2ª edição, 2004.

REDFIELD, James. *A profecia celestina*. Editora Objetiva, Rio de Janeiro, 15ª edição, 1994.

SALDANHA, Vera. *A Psicoterapia Transpessoal*. Editora Rosa dos Tempos, Rio de Janeiro, 1999.

SAINT-EXUPÉRY, Antoine de. *O pequeno príncipe*. Editora AGIR, Rio de Janeiro, 23ª edição, 1981.

SHELDRAKE, Rupert; McKENNA, Terence; ABRAHAM, Ralph. *Caos, Criatividade e retorno ao sagrado*. Editora Cultrix- Pensamento, São Paulo, 1994.

SILVA, Ana Beatriz. *Mentes inquietas*. Editora Gente, 12ª edição, São Paulo, 2003.

TABONE, Márcia. TIR, Dana; DEMAIO, Gabriel; *A Psicologia Transpessoal*. Editora Cultrix, São Paulo, 1987.

NIEVAS, Adriana. *EMF Balancing Technique - La ciência del amor consciente*. Editorial KIER, Buenos Aires, 2006.

TWYMAN, James F. *Los Niños Psíquicos*. Saga Ediciones, Argentina, 2004.

VECCHIO, Egídio. *Reiki para reikianos*. Edição independente, 2ª edição, Porto Alegre, 2004.

__________. *Índigos, as crianças da nova era*. Edição independente, Porto Alegre, 2005.

ZOHAR, Danah. *O ser quântico*. Editora Best Seller, São Paulo, 10ª edição.

QS, O "Q" que faz a diferença - Inteligência Espiritual. Editora Record, Rio de Janeiro, 2000.

VIANNA, Marco Aurélio F. *O líder cidadão*. Editora QualityMark, 2003, Rio de Janeiro, Brasil.

WEIL, Pierre. *Fronteiras da evolução e da morte*. Editora Vozes, Rio de Janeiro, 2ª edição, 1993.

WILBER, Ken e outros. *Além do Ego*. Editora Cultrix-Pensamento, São Paulo.

LEIA TAMBÉM

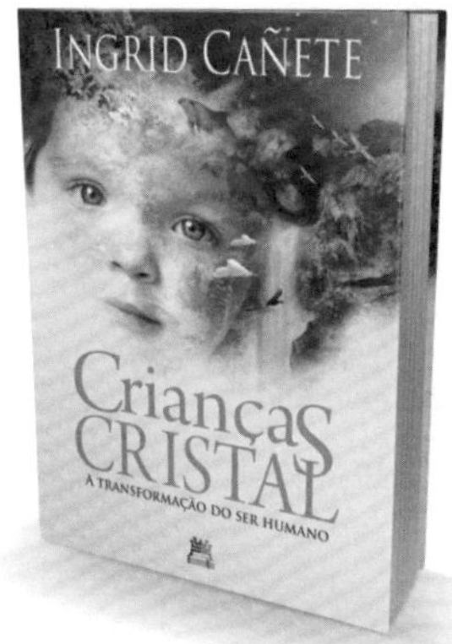

Crianças Cristal

Ingrid Cañete / 280 páginas / 16x23

Cristal é o nome dado às almas avançadas que vêm para a encarnação a fim de transmutar a feiura em beleza. Elas reconhecem sua própria divindade e demonstram as qualidades de um novo ser. O termo "novo ser" indica que existe uma diferença, ou seja, há uma mudança de um estado competitivo para um estado de cooperação.

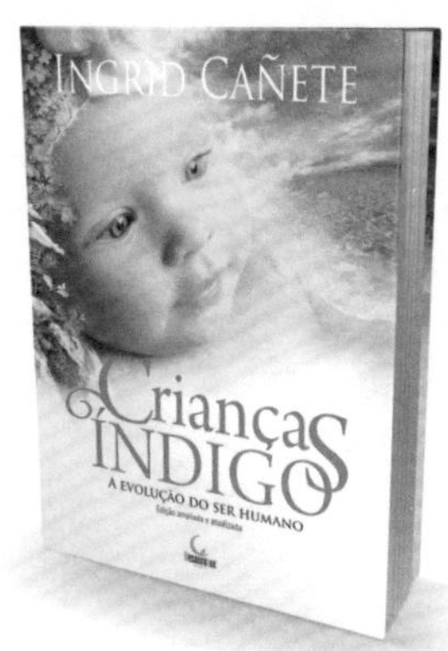

Crianças Índigo

Ingrid Cañete / 208 páginas / 16x23

A partir da década de 1980, elas começaram a chegar, mais e mais. De todas as cores, de todas as formas, em todos os lugares do mundo, em todas as classes sociais: As CRIANÇAS ÍNDIGO. Crianças diferenciadas na maneira de agir, de pensar e de ver nosso mundo, preparadas para ajudarem na transformação social, educacional, familiar e espiritual do nosso planeta.

BesouroLux Edições

www.besourobox.com.br